U0938865

家庭常用药酒事典

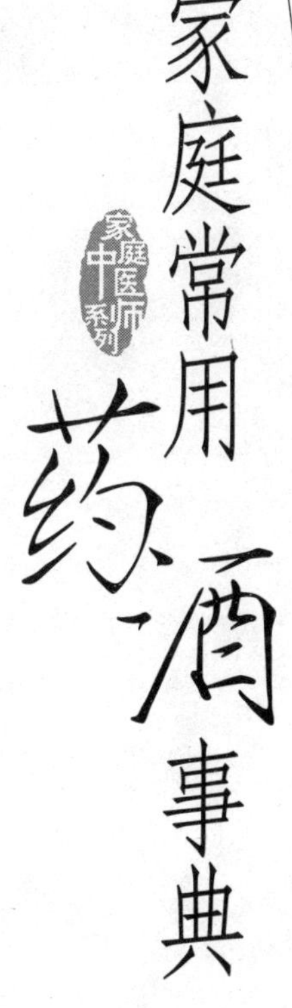

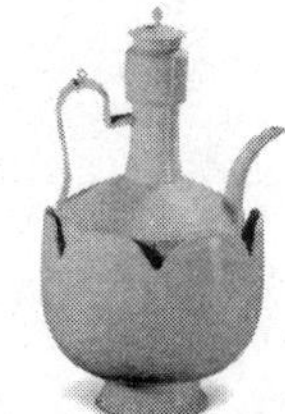

陈熠 王昱 贾玉琴 著

上海文化出版社

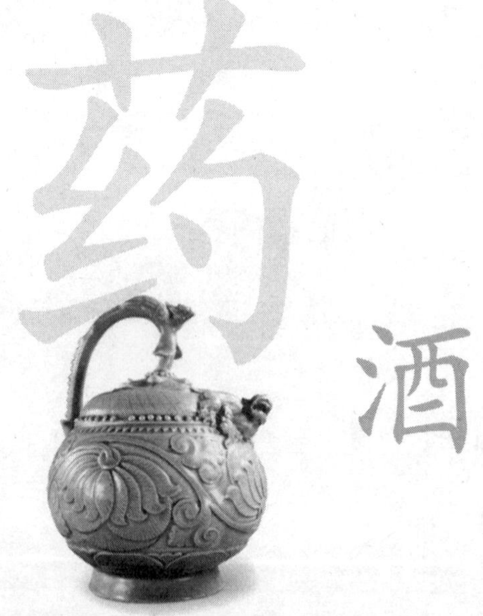
药
酒

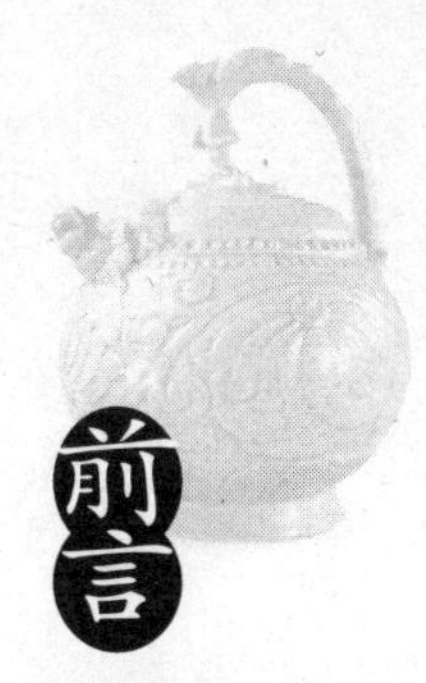

前言

我国民间喜欢用药物酿制成酒或以酒泡浸药物，既可作酒饮，又可防治疾病。数千年来，历代中医学家创立了数千种养生治病的药酒良方，其中也包括民间百姓家庭自己酿制的药酒方剂。尽管民间服用药酒非常普遍，但是却一直没有一本针对百姓家庭的介绍家庭制作以及服用药酒方法的药酒书。

我在1989年编著了《中国药酒大全》，该书先后印刷了10多次，累计印数达到6万多册，但总感到此书与普及尚有很大距离，正遇上海文化出版社约我编写一类家庭用的药酒书，很合我意。

考虑到家庭用的药酒有其特殊性。为此在本书的选方上特别确定了以下原则：

一、安全性。有些中医认为大辛大热的有毒药物，不宜在家庭药酒中选用。如雪上一枝蒿（又名铁棒锤、三转半），止痛效果很好，用于关节疼痛、风湿痛、跌打损伤、牙痛、风湿骨痛、晚期肿瘤疼痛等，有很好效果，但有剧毒。

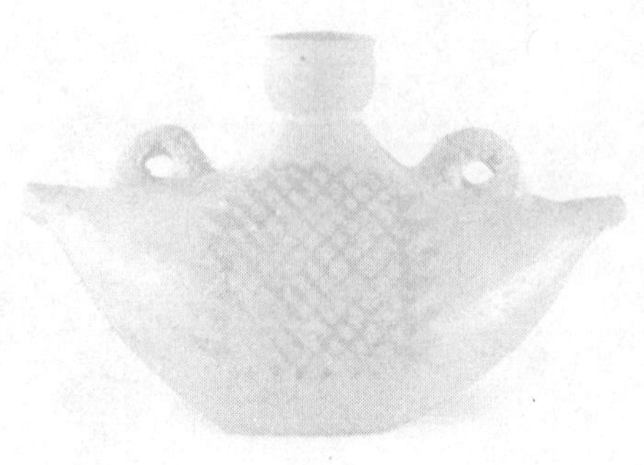

还有，苦寒类的有毒药物，如马钱子，又称番木鳖，消肿止痛效果也很好，但其中所含的番木鳖碱的毒性很大，成人5~10毫克即可发生中毒现象，30毫克可能引起死亡。曾有报道，用马钱子治疗白喉，总剂量达50毫克、54毫克时引起中毒。

其他，还有一些，如含砷、铝一类重金属药物，如雄黄中含砷、铅，丹砂含汞、锡等，都不能用。

二、实用性。药酒中有相当一部分是针对古代的一些流行性疾病，如疟疾、天花等，但现今天花已消失，疟疾在我国也很少见，所以在家庭药酒中只留少量精选方，以作少数地区备用，而大多是针对一般家庭的常见病、多发病。

三、取材方便合理。家庭药酒中所用的药物，应该是一般中药房都能配到的常用药物，对一些不容易买到的，或现在已不入药，或者内容怪异的，如鹿血、生羊肾、黄牛脑子、雄猫脑髓、驴头、鸽粪等，都不采用。另有一些属于我国珍稀保护动物的药材,如虎骨、犀角等,也不在家庭药酒中选用。

四、泡制方便。本书选用方剂,均适合家庭使用,药酒剂量均为小剂量,方剂内容易懂,炮制方法简单,操作过程容易。一些工艺复杂的药酒,不在家庭药酒中采用。

全书分四大部分:一、药酒的性能和功效;二、家庭药酒的服用和制作;三、家庭药酒常用中药;四、家庭药酒方剂。第一、二部分主要介绍药酒性能、功效特点、服用剂量和方法、制作及储存方法、药理与毒理知识等;第三部分介绍家庭药酒常用的中药品种;第四部分分"保健"、"治疗"两方面介绍各种药酒方剂,针对家庭各成员需要按"补益调养"、"美容养颜"、"内科"、"外科"、"妇科"、"皮肤科"、"伤骨科"、"五官科"等分类,列百余种病症,提供500条相应的药酒方剂。方剂简便易行,方便家庭使用。

陈熠

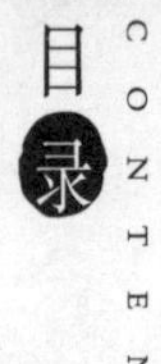

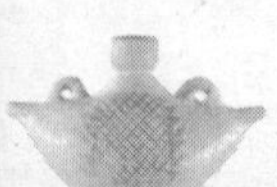

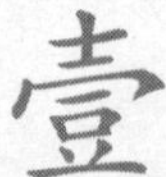

常识篇

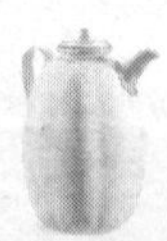

目录 CONTENTS

贰

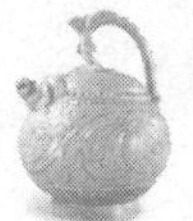

应用篇

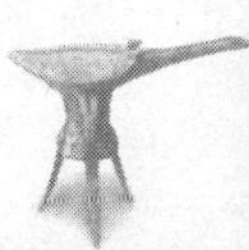

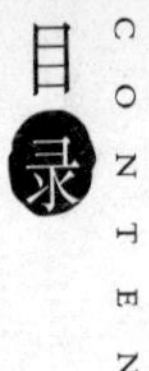
目录
CONTENTS

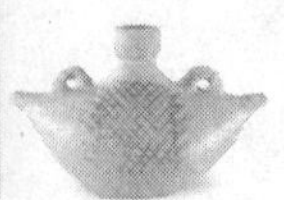

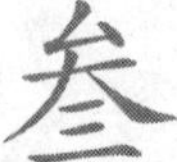
叁

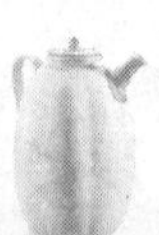

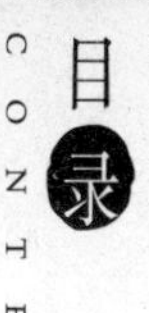

目录 CONTENTS

肆

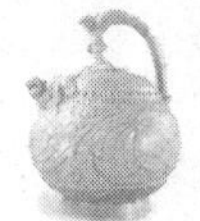

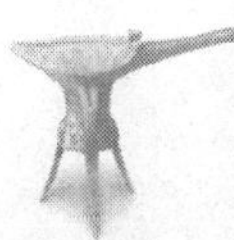

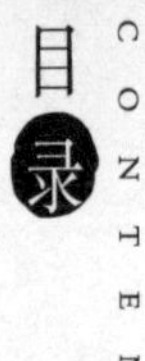

目录 CONTENTS

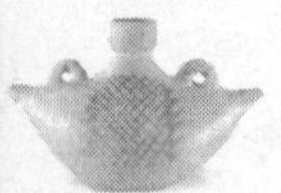

伍

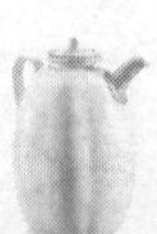

目录 CONTENTS

陆

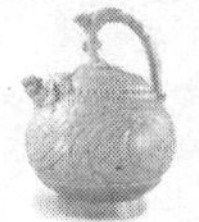

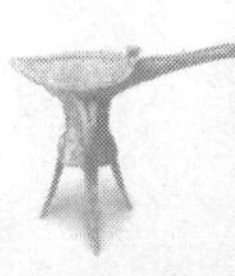

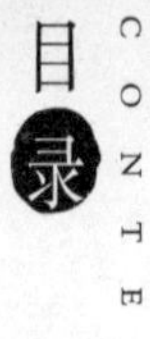
目录
CONTENTS

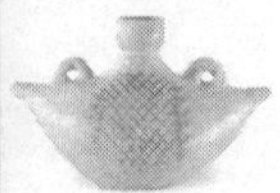

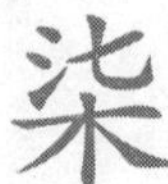
柒

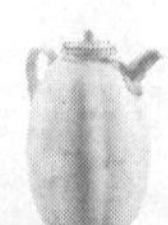

目录
CONTENTS

捌

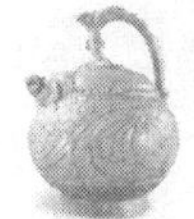

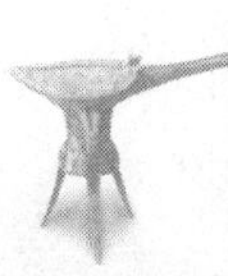

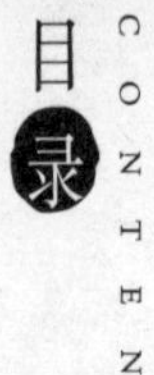

目录 CONTENTS

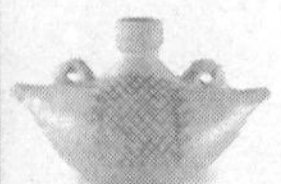

玖

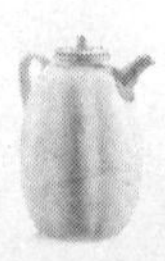

目录 CONTENTS

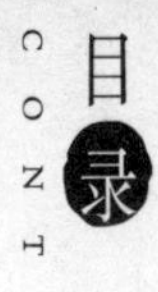

拾

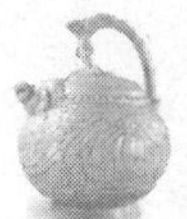

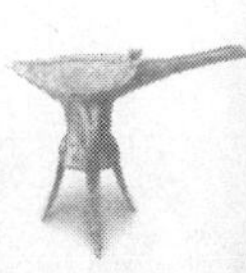

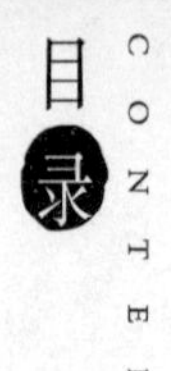

目录 CONTENTS

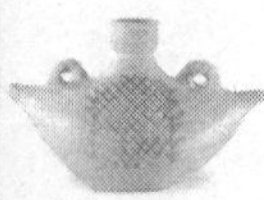

拾壹

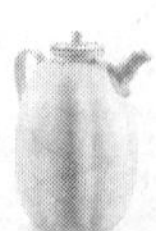

目录
CONTENTS

拾贰

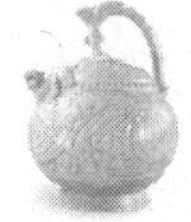

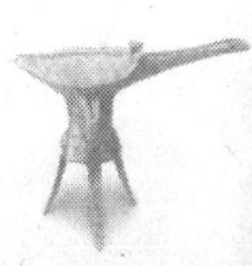

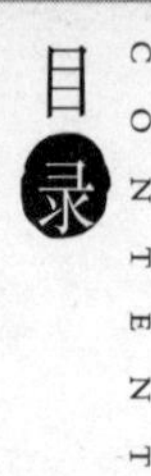

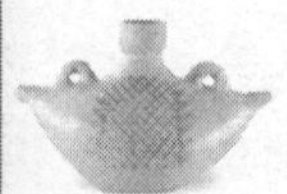

拾叁

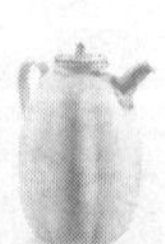

目录
CONTENTS

拾肆

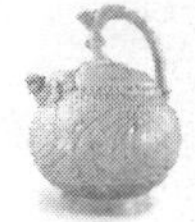

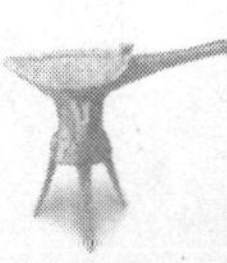

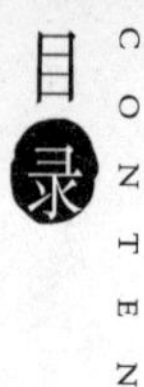

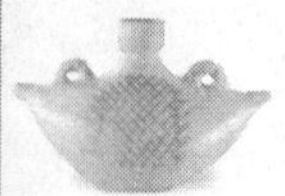

拾伍

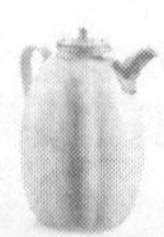

目录 CONTENTS

拾陆

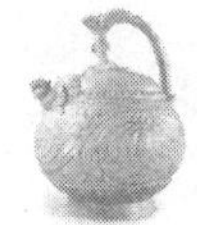

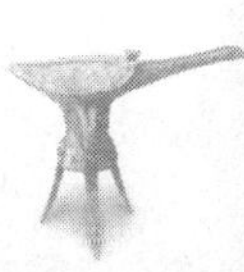

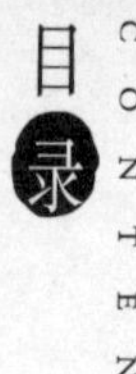

目录 CONTENTS

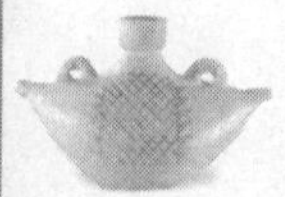

拾柒

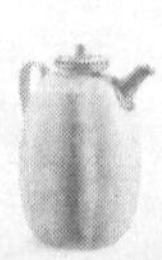

家庭常用药酒事典

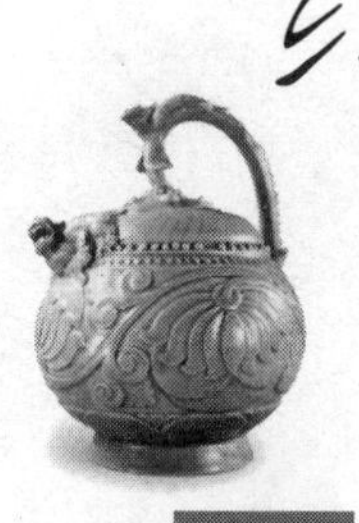

【常识篇】

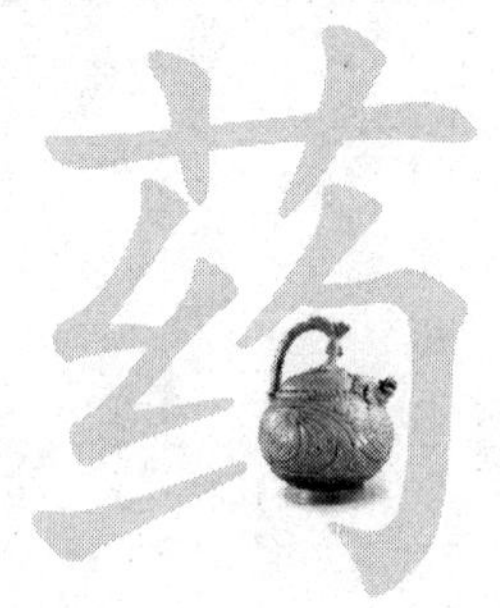

药酒的性能和功效

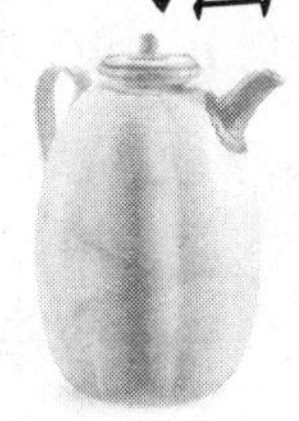

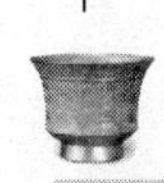

古代认识

药酒应用于防治疾病,在我国医药史上处于重要的地位,成为历史悠久的传统剂型之一,至今在国内外医疗保健事业中享有较高的声誉。

药酒是选配适当中药,经过必要的加工,用度数适宜的白酒或黄酒为溶媒,浸出其有效成分而制成的澄明液体。在传统中,也有在酿酒过程里,加入适宜的中药,酿制而成的。药酒即是一种加入中药的酒。

药酒的起源与酒是分不开的,中国是人工酿酒最早的国家,早在新石器时代晚期的龙山文化遗址中,就曾发现过很多陶制酒器,关于造酒,最早的文字记载见于《战国策·魏策二》:"昔者帝女令仪狄作酒而美,进之禹,禹饮而甘之。"此外,《世本》亦讲到:"少康作秫酒。"少康即杜康,是夏朝第五代国君。这些记载说明,在4000多年前的夏代,酿酒业已发展到一定水平,所以后世有

"仪狄造酒"及"何以解忧？惟有杜康"(曹操《短歌行》)之说。这里杜康已成了酒的代名词。

商殷时代,酿酒业更加普遍。当时已掌握了曲糵酿酒的技术,如《尚书·说命篇》中有商王武丁所说"若作酒醴,尔维曲糵"的论述。在殷墟河南安阳小屯村出土了商朝武丁时期(公元前1200多年前)的墓葬,在近二百件青铜礼器中,各种酒器约占70%。出土文物中就有大量的饮酒用具和盛酒容器,可见当时饮酒之风相当盛行。从甲骨文的记载可以看出,商朝对酒极为珍重,把酒作为重要的祭祀品。值得注意的是在罗振玉考证的《殷墟书契前论》甲骨文中有"鬯其酒"的记载,对照汉代班固《白虎通义·考黜》曾释"鬯者,以百草之香,郁金合而酿之成为鬯",表明在商代已有药酒出现。

周代,饮酒越来越普遍,已设有专门管理酿酒的官员,称"酒正",酿酒的技术已日臻完善。《周礼》记载着酿酒的六要诀:秫稻必齐(原料要精选),曲糵必时(发酵要限时),湛炽必洁(淘洗蒸者要洁净),水泉必香(水质要甘醇),陶器必良(用以发酵的窖地、瓷缸要精良),火齐必得(酿酒时蒸烤的火候要得当),把酿酒应注意之点都说到了。西周时期,已有较好的医学分科和医事制度,设"食医中士二人,掌和王之六食、六饮、六膳……之齐(剂)"。其中食医,即掌管饮食营养的医生。六饮,即水、浆、醴(酒)、凉、酱、酏。由此可见,周朝已把酒列入医疗保健之中进行管理。汉代许慎在《说文解字》中,更明确提出:酒,所以治病也,《周礼》有"医酒"。说明药酒在周代的运用确也相当普遍。

先秦时期,中医的发展已达到了可观的程度,这一时期的医学代表著作《黄帝内经》,对酒在医学上的作用,做过专题论述。《史记·扁鹊仓公列传》中"其在肠胃,酒醪之所及也",记载了扁鹊认为可用酒醪治疗肠胃疾病的看法。

汉代,随着中药方剂的发展,药酒便渐渐成为其中的一个部分,其表现是临床应用的针对性大大加强,所以其疗效也进一步得到提高,如《史记·扁鹊仓公列传》收载了西汉名医淳于意的二十五个医案，这是我国目前所见最早的医案记载，其中列举了两例以药酒治病的医案，一个是济北王患"风蹶胸满"病，服了淳于意配的三石药酒，得到治愈。另一个是菑川有个王美人患难产，淳于意用莨菪酒治愈，并产下一婴孩。东汉张仲景《伤寒杂病论》中，则载有"妇人六十二种风，腹中血气刺痛，红兰花酒主之"。红兰花功能行血活血，用酒煎更加强药效，使气血通畅，则腹痛自止。此外，苦蒌薤白白酒汤等，也是药酒的一种剂型，借酒气轻扬，能引药上行，达到通阳散结，豁痰逐饮的目的，以治疗胸痹。至于他在书中记载以酒煎药或服药的方例，则更为普遍。

隋唐时期，是药酒使用较为广泛的时期，记载最丰富的数孙思邈的《千金方》，共有药酒方 80 余首，涉及补益强身，内、外、妇科等几个方面。《千金要方·风毒脚气》中专有"酒醴"一节，共载酒方 16 首，《千金翼方·诸酒》载酒方 20 首，是我国现存医著中，最早对药酒的专题综述。

宋元时期，由于科学技术的发展，制酒事业也有所发展，朱翼中在政和年间撰著了《酒经》，又名《北山酒经》，它是继北魏《齐民要术》后一部关于制曲和酿酒的专著。该书上卷是论酒，中卷论曲，下卷论酿酒之法，可见当时对制曲原料的处理和操作技术都有了新的进步。"煮酒"一节谈加热杀菌以存酒液的方法，比欧洲要早数百年，为我国首创。

此时，由于雕板印刷的发明，加上政府对医学事业的重视，使当时中医临床和理论得到了发展。因此，对药酒的功效，也渐渐从临床上升到理论。如《太平圣惠方·药酒序》认为："夫酒者，谷蘖之精，和养神气，性惟慓悍，功甚变通，能宣利胃肠，善导引药势。"《圣济总录·治法·汤醴》认为："邪之伤人有浅深，药之攻邪有轻重，病之始起，当以汤液治其微。病既日久，乃以醪醴攻其甚。又有形数惊恐，经络不通，病生于不仁者，酒以醪药，以此见受邪既深，经脉闭滞，非醪药散发邪气，宣通血脉，安能必愈……酒性酷热，立行药势，所以病人素有血虚气滞，陈寒痼冷，偏枯不随，拘挛痹厥之类，悉宜常服，皆取其渐渍之力也，又古法服药，多以酒者，非特宣通血气而已，亦以养阳也。”药酒的治病范围也相对集中，朝保健养身方面发展，如“治一切风通用浸酒药二十二道”，“治风腰脚疼痛通用浸酒药十四道。”另在药酒专门方中，出现了较多的养身延年，美容保健方剂。当时，以药材制曲的风气已开始盛行，单在《北山酒经》中就记载了十三种药曲。如香桂曲，配用了木香、官桂、防风、杏仁等药品。瑶泉曲，配用了防风、白附子、槟榔、胡椒、桂花、丁香、人参、天南星、茯苓、香白芷、川芎、肉豆蔻等药物。并认为做药酒以东阳酒最佳“用制诸药良”，其酒自古擅名，清香远达，色复金色，饮之至醉，不头痛，不口干，不作泻，其水称之重于他水，邻邑所造俱不然，皆水土之美也。李时珍解说：东阳酒即金华酒，古兰陵也，李太白诗所谓“兰陵美酒郁金香”即此，常饮入药俱良。

随着酿酒工艺的不断发展和提高，有些药酒不但具有强身保健，治疗疾病的优点，而且口味醇正，成为风行一时的名酒，并成为宫廷御酒。元代建都于北京，是当时世界各国最繁华的都城。国内各地和欧亚各国的商客川流不息，国内外名酒荟萃，更成为元代宫廷的特色。羌族的枸杞酒、地黄酒；大漠南北各地的鹿角酒、羊羔酒；东北各族的松节酒、松根酒、虎骨酒；南方的五加皮酒、茯苓酒；西南的乌鸡酒、腽肭脐酒等等。

明代宫廷则建有御酒房，专造各种名酒，尚有“御制药酒五味汤、真珠红、长春酒”。如当时名噪金殿的“满殿香”就有白术、白檀香、缩砂仁、藿香、甘草、木香、丁香等各种药物，合白面、糯米粉等酿制而成。当时，民间作坊也有不少药酒制作出售，如薏苡酒、羊羔酒。另有一些人们自酿自饮的酒，如正月的椒柏酒，端午的菖蒲酒，中秋桂花酒，重阳的菊花酒，都成为人们常酿的传统节令酒类，其中有不少就是药酒。

清代乾隆初年，就以“酒品之多，京师为最”了，当时出现了一类为药酒店用“烧酒以蒸成”的各色药酒，因以花果所酿，故此类酒多以“露”名之，如玫瑰露、茵陈露、山楂露、五加皮、莲花白等等，其中不少药酒具有“保元固本、益寿延龄”之功，故多为士子所嗜饮。清《燕京杂咏》中赞其“长连遥接短连墙，紫禁沧州列两厢，催取四时花酿酒，七层吹过竹风香”。烧酒是元代，也许更早一点，由波斯、阿拉伯传入我国的。当时名阿剌吉酒，明代又名火酒，后逐步用以制作药酒。“烧酒以蒸成”的药酒大量出现，表明清代用白酒作溶媒剂的工艺已逐渐普及。当时在清宫佳酿中，也有一定数量的药酒，如夜合枝酒，即为清宫御制之一大药酒。夜合枝即合欢树枝，酒之药物组成除了合欢枝外，还有柏枝、槐枝、桑枝、石榴枝、糯米、黑豆和细曲等，可治中风挛缩之症。

药酒的发展，不仅逐渐满足了人民群众的需要，并且打入了国际市场，博得了国际友人的欢迎。我们相信，在不久的将来，具有中华民族特色和历史悠久的，又符合现代科学水平的中国药酒，必然和整个中医中药的发展一样，为人类的健康长寿，作出新的贡献。

现代认识

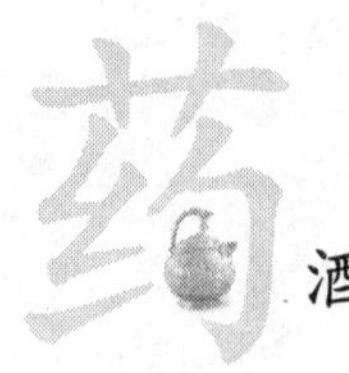

药酒的特点

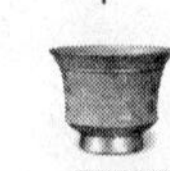

中国药酒的应用延绵数千年，有不少宝贵的经验和方剂虽已失传，但它的应用至今不衰，这是与药酒特殊功效分不开的。

1. 药酒本身就是一种可口的饮料。一杯口味醇正、香气浓郁的药酒，既没有古人所讲“良药苦口”的烦恼，也没有现代打针补液的痛苦，给人们带来的是一种佳酿美酒的享受，所以人们乐意接受。

2. 药酒是一种加入中药的酒，而酒本身就有一定的保健作用，它能促进人体胃肠分泌，帮助消化吸收，增强血液循环，促进

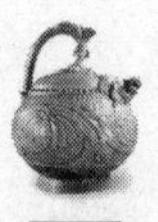

组织代谢，增加细胞活力。所以，中医认为其性热，走而不守，既有调和气血，贯通络脉之功，又有振阳除寒、祛湿散风之效，故《汉书·食货志》赞之为“百药之长”。

《本草纲目》引《博物志》记载，有王肃、张衡、马均三人冒雾晨行，一人饮酒，一人饮食，一人空腹。由于受寒和长途的疲劳，结果空腹者死，饮食者病，酒者健，说明了酒的保健功效。

一些美国科研人员经实验认为，适量摄入酒精，可增加血液中高密度脂蛋白，减少低密度脂蛋白。低密度脂蛋白是动脉粥样硬化块斑中胆固醇的主要供给者，高密度脂蛋白，能与低密度脂蛋白竞争血管壁中平滑肌细胞浆膜上的受体，从而抑制血管壁平滑肌细胞摄取和蓄积低密度脂蛋白，进而预防动脉粥样硬化斑块的形成。美国科研人员还对1300名有饮酒习惯的人做了调查：每日饮酒不超过相当白酒30g的量，大约可使70%的冠心病人减少死亡。

波兰的科研人员，通过对照尸检、动物实验、临床观察等方法探索研究，认为酒中的乙醇，对老年或中、老年人的脑动脉粥样硬化，显示了某种抑制作用。

以上这些资料都说明，适量地饮酒对人体有保健作用。

3. 酒又是一种良好的有机溶媒，其主要成分乙醇，有良好的穿透性，易于进入药材组织细胞中，可以把中药里的大部分水溶性物质，以及水不能溶解，需用非极性溶媒溶解的有机物质溶解出来，起到更好地发挥生药原有的作用，服用后又可借酒的宣行药势之力，促进药物疗效最大程度的迅速发挥。并可按不同的中药配方，制成各种药酒来治疗各种不同的病症。

现代科研方法，同样证实中国药酒具有良好的治疗保健作用。

4. 中国药酒适应范围较广，由于药酒具有以上所讲这些优点，所以其治疗范围几乎涉及临床所有科目。如内科的风湿病、偏瘫（中风后遗症）、阳痿不用（性功能减退或障碍）、咳喘（呼吸道感染）、妇科的闭经、痛经、不孕、干血痨、产后腹泻、产后眩晕、乳腺炎;儿科的佝偻病、风痫;外科的闭塞性脉管炎;皮肤科的湿疹、鹅掌风、过敏性皮炎、麻风病、银屑病、白癜风;伤骨科的跌打损伤、骨折;口齿科的牙痛、龋齿;五官科的耳鸣、耳聋、失音、目视昏暗等,总计百余种病症。当然,其中有些可能是古代某一医家个人的经验,是否能普遍应用,还须进一步验证,但历时千百年,流传至今,服用的人积累起来也不会少,所以总体来看,当以可取者多。

5. 由于酒有防腐、消毒作用,当药酒含乙醇40%以上时,可延缓许多药物的水解,增强药剂的稳定性。所以药酒久渍不易腐坏,长期保存不易变质,并可随时服用,十分方便。此外,药酒还能起得矫臭的作用,如乌梢蛇、蕲蛇等经制成药酒后,可减弱腥气。

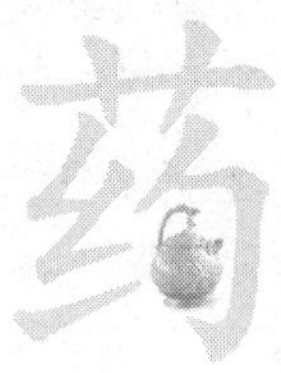

药酒的药理研究

1. **乙醇的药理研究** 由于药酒是选配适当中药,经过必要加工,用度数适宜的白酒或黄酒为溶媒,制作而成的。因此,所有药酒中均含有一定浓度的酒精(乙醇),要研究药酒的药理,首先要搞清乙醇的药理作用,比较明确的有以下几个方面。

(1)对中枢神经系统的作用:一般认为饮酒具有兴奋作用,因此常有“饮酒壮胆”的描述,但药理表明乙醇主要是一种中枢神经系统抑制剂。低浓度乙醇可加强某些兴奋性神经突触的功能,其表现的兴奋现象主要是由于脑的抑制性控制作用被解除所致。最早受影响的是由训练和经验而来的精神活动。记忆力、集中力和洞察力变得迟钝甚至丧失。自信加强,性格变得开朗活泼。乙醇也可引起镇静,解除焦虑,进而语言含糊,共济失调,判断能力受损,进入酩酊状态。

(2)对心血管系统的作用:中等量乙醇可扩张皮肤血管,故常致皮肤发红而有温暖感。但如用作御寒药,实属不当。因寒冷时皮肤血管收缩为一种保护性反射。饮酒后抑制了血管运动中枢,皮肤血管扩张,使大量热量损失,更增加冻死的危险性。乙醇有直接扩张血管的作用。乙醇对人冠状血管并无有益作用,对稳定性心绞痛病人,乙醇可使引起心绞痛所需的运动时间缩短,也使冠心病人产生心电图心肌缺血性变化所需要的运动时间缩短。乙醇在足以产生面部血管扩张和轻度醉酒的剂量时,并不引起脑血流或脑血管阻力的改变;但在严重酒精中毒血浓度(300mg/dl)时,则可明显增加平均脑血流并降低脑血管阻力,但脑对氧摄取则减少。

乙醇对血循环的及时效应比较小,摄入中等量乙醇,血压、心输出量和心肌收缩力均无大的变化。但在急性、重症酒精中毒时,由于血管运动中枢和呼吸抑制,可引发心血管功能抑制。长期过量应用乙醇对心脏可引起不可逆损,是心肌病最重要原因之一。

有证据表明,适度饮酒可减少冠心病发病率。其机制系通过对血浆脂蛋白的影响和抑制血小板聚集。流行病学调查和对志愿者的实验研究证明,乙醇在每日剂量不足以产生明显中枢作用时,在几星期期间,即可升高血浆高密度脂蛋白(HDL)浓度,从而可拮抗动脉粥样化的形成而产生保护作用。人群调查显示,饮酒组血清高密度脂蛋白胆固醇(HDL—Ch)水平显著高于不饮酒组。

(3)对胃肠道的作用:乙醇可刺激胃液分泌,主要增加胃酸而胃蛋白酶含量正常,乙醇可通过精神刺激使胃液分泌增加,特别是对爱好饮酒者。乙醇也可兴奋口腔和胃黏膜感觉神经末梢而反射性刺激胃液分泌,也可直接作用于胃,使胃泌素或组织胺释放而使胃液分泌增加。由于主要是刺激胃酸分泌,因而含乙醇饮料不适用于消化性溃疡患者。胃内乙醇浓度达10%左右会使胃酸增加而胃蛋白酶减少;浓度超过20%,胃液分泌趋于抑制;达到并超过40%以上浓度则刺激黏膜使之充血、发炎,产生糜烂性胃炎。阿司匹林产生的胃损害可因乙醇而明显加重。喜饮烈性酒者多患慢性胃炎。

(4)对肝脏的作用:长期过量饮酒最严重的后果就是肝损害。可依次发生脂肪肝(肝内脂肪蓄积)、肝炎,最后发生不可逆性肝坏死和肝纤维化。可导致食管静脉曲张和突然大出血。一次大剂量乙醇即可在大鼠或人体内引起肝内脂肪增多。其机制比较复杂,主要因大量乙醇引起的应激反应导致交感兴奋,使脂肪组织释放的脂肪酸增加,以及由于乙醇增加了机体代谢负荷,使脂肪酸氧化受损。

长期饮酒引起肝损害还有一些其他因子,主要是营养不良。酒本身可供给热量,200g 乙醇约可提供 5857.6 千焦热量,但与其他食物不同,它不能供应维生素、氨基酸或脂肪酸。嗜酒者多表现为长期营养不良,主要是由于酒对细胞的毒性而致肝损害。

(5)对生殖系统的影响:古人早在 2000 多年前的《黄帝内经》中就批评了"醉以入房"生活方式。《素问·上古天真论》说:"以酒为浆,以妄为常,醉以入房,以欲竭其精,以耗其真……故半百而衰也。"侵犯性性行为常于饮酒后发生,这是由于抑制和约束被解除的结果。实际上,醉酒可妨碍性行为,乙醇可降低男性和女性的性反应。男性嗜酒者可导致阳痿、不育、睾丸萎缩的男子乳房发育,这是由于乙醇引起的肝损害导致雌激素生成过多,睾酮产生减少,而且由于肝内质网酶活性增加,使睾酮代谢性失活加快所致。

(6)其他作用:小剂量乙醇可减少疲劳感并增加肌肉作功,大剂量则抑制中枢神经系统,减少肌肉作功,引起肌肉可逆性损害,血浆肌酸磷酸激酶活性增加,大多嗜酒者可有肌电图变化,不少人证明有类似于酒精性心肌病的骨骼肌病(skeletal myopathy)。乙醇使皮肤和胃血流增加并增加出汗,使热散失加快,体温降低。大剂量乙醇抑制中枢性体温调节机制,体温降低显著,乙醇的这种降低体温作用如环境温度很低则更危险。

乙醇有利尿作用,这是其抑制抗利尿激素(ADH)分泌,减少肾小管对水再吸收所致。但是,反复应用乙醇则为抗利尿作用。

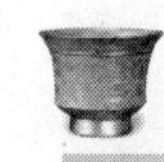

乙醇是一种免疫抑制剂，可明显干扰机体对细菌、病毒等防御能力，抑制细胞免疫和体液免疫。

2. **药酒的药理研究** 药酒的药理研究，虽然没有对乙醇药理研究那样深入，但由于药酒的品种较多，内容也较丰富，随着人们对药酒研究的不断深入，在这方面的发展也必将日新月异。因此，我们只能从方法上作一粗线分类，加以论述。

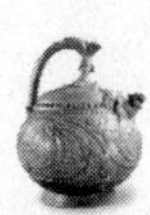

(1)通过动物实验，对药酒的功效作药理研究。如安徽医科大学药理教研室对如意酒的抗应激作用及对细胞免疫功能、白细胞的影响作动物实验观察。如意酒内含丹参、白术、淫羊藿、白芍、冬虫夏草、鹿茸、人参等多味中药，经低度孔府家酒泡制而成。临床上老中医将如意酒推荐用于体质虚弱、免疫功能低下的病人，反映较好。

山东中医大学采用温平和中、补虚顺气一类，既是食物又是中药，研制成益寿酒。为观察其抗衰老机制，进行了动物药理实验。实验结果表明，益寿酒不仅对鹌鹑实验性高脂血症有显著的降脂作用，对四氧嘧啶糖尿病小鼠有明显的降血糖作用，而且可以减少老年小鼠红细胞膜的流动性，改善其功能，可以明显增加老年小鼠胸腺重量和肾虚小鼠的胸腺重量，说明益寿酒对免疫功能有增强作用。人到老年往往出现生理性肾虚，应激能力明显下降；益寿酒实验表明可以明显增强应激能力。人的皮肤是机体衰老过程中呈现衰老最为明显的器官之一。随着年龄的增长，皮肤会发生退行性变，变薄，含水量减少，弹性消退，皱纹萎缩等改变。皮肤变薄除表皮细胞层细胞数量减少之外，真皮中胶原纤维含量减少是一个重要的环节。羟脯氨酸是胶原纤维与胶原蛋白中的一种主要而又相对恒定的氨基酸，一般常用羟脯氨酸含量或它的7.46倍代表胶原量。实验表明，益寿酒可以增加皮肤重量及皮肤中羟脯氨酸含量，显示益寿酒可以延缓皮肤之衰老。自由基学说认为，衰老是自由基对机体损伤的结果。SOD是机体清除超氧阴离子自由基的一种重要酶，其活力高低与衰老密切相关。服用益寿酒后，血液SOD含量与造型组比有显著提高，其活力提高自然有益于机体的抗氧化能力，起到延缓衰老的作用。

再如湖南中医药研究院中药研究所对宫廷葆春酒的药理研究。宫廷葆春酒处方原系清宫内一太医的保健秘方。由六味丸、三才汤、集灵膏、五子衍宗丸、生脉饮等加减化裁而来，含人参、鹿茸、枸杞等26味中药。具有补肾壮阳，滋阴养血、益气安神等功能。该太医第五代后裔何志宇先生将该方精心酿制成保健药酒，临床应用于前列腺增生89例，有效率达59.5%；男子性功能障碍370例，有效率达60%。通过实验结果，表明葆春酒能明显提高机体的内分泌系统、免疫系统、能量代谢、抗氧化等多方面的作用。适用于因性激素水平较低，内分泌失调引起的阳虚倦怠，体力下降，加之免疫功能下降，抵抗力降低引起的诸多病症的中老年人。

（2）在动物实验研究中注意多项对照。如中国人民解放军第二炮兵西安中医多学科研究所对以黄酒为基酒，加入仙灵脾、肉苁蓉、雄蚕蛾、麦饭石、山楂、熟地等酿制而成，具有补肾益精，添髓兴阳，活血化瘀，滋补强身作用的仙灵雄风酒作了动物实验研究。在研究过程中，设置了常水、黄酒、男宝、仙灵雄风酒多项对照。仙灵雄风酒可按服用的不同剂量分成三组。动物实验结果表明：仙灵雄风酒能升高阳虚模型的体温，增加其自立活动，延长低温游泳时间，能对抗肾阳虚证，能明显缩短雄性大白鼠扑捉雌鼠的潜伏期，增加扑捉次数，提高扑捉率，提高射精率；表明该药能提高大白鼠的交配能力。多项对照组的设置和合理地应用，将会加强科研设计的严密性和科学性。

另一种是对成分相近的药酒进行功能对比的药理研究。如山东医科大学药学系用自行研制的一种含枸杞和蛇胆的枸杞蛇胆酒与市售的蛇胆酒作了抗炎、镇咳和免疫功能的对比研究。动物实验结果表明：能增强小鼠单核—巨噬细胞的吞噬功能，提高小鼠胸腺指数，并能增强免疫功能低下小鼠的迟发性超敏反应，从而增强机体的免疫功能。实验证明枸杞酒的抗炎和增强免疫功能作用都优于蛇胆酒。

现代医学研究证明，蛇胆的主要成分为蛇胆酸和去氧蛇胆酸，对多种革兰阳性菌和阴性菌有抑制作用，能抑制毛细血管通透性增加；抑制炎症渗出，有抗炎作用。枸杞子的免疫增强作用与所含的枸杞多糖有关。研究证明，枸杞多糖能增加动物血清溶菌酶的活性，增加抗体形成细胞的数量，增加抗体的产生，并能促进老年小鼠T细胞的增殖，从而提高机体的体液免疫、细胞免疫和非特异性免疫功能。枸杞多糖的这种免疫增强作用与其影响白细胞介素—2的活性有关。

对功效类似，配伍相近的药酒，进行对比性药理研究，有利于提高药酒疗效，尤其对新产品的研制与开发，有较大的现实意义。

(3)通过服用药酒后在人体的反应来研究药酒的药理。这类研究不多，主要有两种。一种是对大家公认的传统药酒功效的肯定，以及有无毒性反应。如河南中医学院对红蓝花酒用于痛经患者血浆中前列腺素影响的实验研究。红蓝花酒出自东汉张仲景的《金匮要略》，原文为："妇人六十二种风，及腹中血气刺痛，红蓝花酒主之。"临床用之，对痛经效果显著。河南中医学院根据国家卫生部药政局《中药治疗痛经的临床研究指导原则》中的客观指标，对15例痛经患者作了服药酒前和服药酒后，血浆中PGF_{20}(前列腺素)的含量测定。痛经患者血浆中的PGF_{20}含量与痛经关系密切，其含量升高，则痛经加重；降低则痛经减轻，PGF_{20}正常则痛经消失。经统计学处理，服药酒后与服药酒前血浆中前列腺素的含量有极显著差异，$P<0.001$。可见红蓝花酒对降低前列腺素的含量效果显著，能有效减轻痛经。

另一种是对健康人服用某种保健性药酒后的微观指标进行研究。如虫草酒是以冬虫夏草为主要原料，辅以肉苁蓉、人参、枸杞子、何首乌等药材组成，具有益气生精，滋阴壮阳功能。青海省中医院观察发现，健康成人饮用虫草酒后，能明显升高MAP(平均动脉压)，明显降低PT(总周阻力)、V(血黏度)和OV(还原血液黏度)，改善微循环ALK(微循环半更新率)，显著缩短ALT(半更新时间)和TM(平均滞留时间)；提示该药酒具有畅通血流，消散瘀滞的功效。

(4)通过对药酒成分的分析来确定其药理作用。如北海市黄炳权先生等对复方海马药酒的研制及保健价值的研究。复方海马药酒是依据东园家酒祖传秘方研制而成的,由海马、海龙、蛇鞭、鹿鞭、鹿筋、鳖甲等中药组成,用低度酒作载体。经化验测试结果表明其不含甲醇,含微量元素锌、硒、锗、锰和多种氨基酸等,并参与体内 ATP 合成和促进机体内源性雄激素的分泌,产生独特的生物学作用和高生化效应。研究表明,该药酒有提高免疫、兴奋和抗疲劳等作用,具有补肾壮阳、舒筋活络和益气补神等功效,并可增强运动强度和耐力。

湖南省攸县麒麟玉液厂与白求恩医科大学对墨龙系列酒中氨基酸成分进行测试分析。墨龙醇、麒麟玉液、猕猴桃乳酒是麒麟玉液厂以粳米、糯米或猕猴桃汁为主要原料,添加首乌、鹿茸、枸杞等名特药材,精心研制的养生保健系列药酒。测试结果,这些药酒中含有 18 种氨基酸,其中有 12 种是人体必需。苯丙、色氨酸是人体必需氨基酸,酪氨酸由苯丙酸转换而提供于人体。苯丙、色、酪氨基酸在医药上主要用作氨基酸输液。谷氨酸具有健脑作用,能促使细胞进行呼吸,利于脑组织里氨的排除。墨龙系列酒中色、谷氨酸含量都较高,名列前一二位或第三位。

又如第四军医大学吉林军医学院对玉津酒中 12 种金属元素进行检测分析。玉津酒是在《中华人民共和国药典》(1995 年版)舒筋活络酒的基础上,加入不同比例的玉津液配制成不同型号的药酒。玉津酒具有祛风除湿、舒筋活络、消炎止痛的作用。用于治疗风寒湿痹,筋骨疼痛,四肢麻木。经临床应用观察,对治疗类风湿关节炎有效率为 96.7%。经临床应用观察及实验研究,玉津酒具有调节机体免疫功能的作用,在改善类风湿关节炎的症状体征上具有良好的效果。提示这可能与玉津酒中含有多种微量元素有关。

Zn、Cu、Fe、Mn 对机体免疫具有特异性的调节作用,其作用机制是多方面的。Zn 是多种酶的组分或激活因子,参与核酸等多

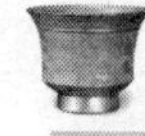

种生命物质的合成，局部缺少可引起关节炎等疾病，而适量有促进机体免疫的作用，但过高会诱发原发性骨症。类风湿患者常伴有明显的微量元素代谢异常，主要表现为血中Cu升高，Zn相对降低，Cu/Zn比值失调。玉津酒中Zn含量高于Cu含量，服用后可改变Cu/Zn比值。同时，舒筋活络酒中含有多种有机成分，可能以铜配合物的形式在治疗中发挥作用。Mn是多种糖聚合酶和半乳糖转移酶等的必需辅助因子，其缺乏时致使这些酶活性下降，影响软骨细胞外液基质的主要成分，硫酸软骨素合成不足，导致软骨骨化异常，促进关节炎症发展。据资料报道及临床应用观察，Mn不仅对类风湿关节炎有直接作用，而且对由于椎间盘变形引起的背痛以及软骨损伤引起的膝背酸痛都有效。Fe具有维护机体免疫功能及增强中性粒细胞杀菌吞噬功能，是骨髓造血系统的主要原料。类风湿患者铁盐代谢异常，铁的吸收率降低，血清中铁含量低于正常，服用玉津酒后，其中的铁可防止类风湿关节炎引起的缺铁性贫血。

玉津酒中含有丰富的微量元素K、Na、Ca，Ca是维持骨骼组织的主要元素，类风湿关节炎患者常因机体中Ca、Mg元素缺少，导致软骨结构异常，促进关节炎软骨退行性改变，服用玉津酒可补充机体Ca的流失。

综上所述，舒筋活络酒中Zn、Cu、Fe、Mn、Ca对类风湿性关节炎控制与治病有一定作用。

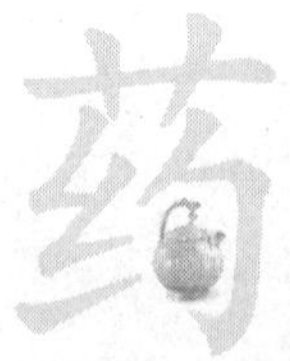

药酒的毒理研究

对药酒的毒理研究主要表现在几个方面。

1. **重视服用药酒后引起中毒反应** 如过量饮服自制的含有毒性药物的药酒，则会引起中毒。遵义地区某医院曾报道：某男，62岁。因轻信他人惑言，饮自制的雪上一枝蒿药酒15ml治风湿病(药酒由白酒500ml、雪上一枝蒿60ml浸泡制取),当即出现头昏胸闷,口舌发麻,继而呕吐恶心,全身麻木,头痛,心悸气促,大汗淋漓。4小时后家人送至该院急诊科抢救。见呼吸急促(32次/分),躁动不安,四肢冰凉,口唇发绀,瞳孔缩小,对光反射消失,听诊心音较弱,心率62次/分,心律不齐。心电图显示:混乱心律(以室性期前收缩为主);频发多源性室早搏;频发交界性早搏。立即给予纠正心律不齐之利多卡因静注,每20分钟肌注阿托品一次以拮抗乌头碱样中毒,持续输氧。经2小时抢救治疗(其间曾出现短暂房颤3次,抽搐及呼吸停止2次,持续叹息样呼吸),血压回升4.0/6.7kPa,烦躁减轻,转入病房抢救,并加强心肌营养药能量合剂治疗,经十余小时抢救脱离生命危险。

药酒雪上一枝蒿,又名铁棒锤、铁棒七、三转半等,属毛茛科乌头属的一种。据清代赵学敏所著《本草纲目拾遗》及《中国医学大辞典》中,均提及本药功效为活血解毒、去积滞、驱风理气等作用。主要外用于跌打损伤,风湿骨痛;但内服不当极易中毒,据报道一般极量 <3mg/日。本例患者大大超过内服极量10余倍,出现严重心脏毒性反应,呈乌头碱样作用,即兴奋迷走神经和直接兴奋心肌,对中枢神经亦有刺激作用。在心脏则引起心动过缓,传导阻滞,出现严重室性心律失常。不及时抢救,易致房颤,进而心跳骤停危及生命。各系统亦有损害:神经系统见口舌、四肢麻木,头昏头痛、烦躁抽搐,瞳孔缩小,对光反射消失;消化系统见呕吐胸闷;循环系统见心悸、心律不齐、血压下降为零。临床抢救时,阿托品与利多卡因合用,可以解除一枝蒿对迷走神经的兴奋作用,又可以纠正室性心律失常,达到满意疗效。

也有一些不是自制药酒,但由于过量服用也会出现中毒反应。

药酒的中毒反应,大多由盲目自制、过量、误服等原因引起。因此药酒的应用必须遵循产品说明的服用方法,自制药酒的制备、服用也必须在医生的指导下进行。

2. **药酒毒理学一般研究** 目前实验研究已成为药酒毒理分

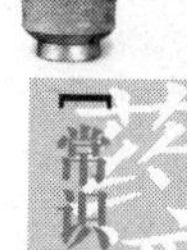

析的主要手段。如昆明医学院药学系药理毒理教研室张晓冬等对无敌药酒毒理学进行了研究报道。无敌药酒系王子荣老中医使用多年的民间经验方，用黄芪、人参、菟丝子、熟地、杜仲、续断、血竭、炙乳香、炙没药、桂枝等浸泡白酒制取。具有补气养血，强筋健骨，祛风除湿，消肿止痛之功。临床主要用于急慢性扭挫伤，风湿性关节炎，骨质增生等。为考查其用药安全性，作毒理学实验如下：在急性毒性试验中，无敌药酒对小白鼠口服的最大耐受量是32g生药/kg/日，为成人临床用量的200倍。长期毒性试验中，在给无敌药酒药液8g生药/kg/日的高剂量下，连用30日后对大白鼠均未产生任何毒副反应，也未观察到药物对大白鼠重要脏器及肝肾功能的明显影响，因此认为无敌药酒毒性很低，所推荐的临床用药剂量是安全的。

又如河南中医学院对避孕药酒的毒理研究。避孕药酒由神曲、山楂、麦芽等中药、经大曲酒浸泡而成。临床使用避孕有效率100%。毒理研究分水剂的急性毒性实验与酒剂的急性毒性实验。结果表明在急性毒性实验中，水剂的毒性甚微，小白鼠对药酒和乙醇的毒性症状相似；推测药酒毒性与小白鼠对乙醇的特殊敏感性有关。

类似研究较多，如中国中医研究院西苑医院对阿胶老酒液（由阿胶与即墨老酒配制而成）进行急性毒性与亚急性毒性实验，表明无明显不良反应，而且耐寒抗疲劳实验结果也证明有优良的药用功效。

3. **药酒的遗传毒理与长期毒性研究** 如哈慈双鸭山制酒厂与黑龙江中医药大学对蝎精酒的遗传毒理学研究。蝎精酒原名“蝎精神功酒”含有全蝎、鹿茸和灵芝等提高人体免疫功能的药品。实验证明，该产品对机体的细胞和体液具有免疫调节作用，可以用于免疫功能低下引起的疾病和辅助治疗。为了保证该产品的安全性，对其遗传毒性进行了较为系统的检测。

通过对蝎精酒的Ames试验、微核试验、精子畸形试验、染色体畸变试验和传统致畸试验5项指标的研究结果证实，本品遗传毒性的检测结果为阴性。综合蝎精酒的急性毒性和慢性毒性实验的结果，说明其服用安全，是具有细胞和体液免疫调节作用而无毒副作用的保健佳品。

内蒙古自治区卫生防疫站对草原牌牛鞭酒的毒性研究与蝎精酒研究相类似，通过小鼠急性毒性实验、微核试验、精子畸形试验、Ames 实验:30 日喂养实验及致畸实验，对草原牌牛鞭酒进行了毒理学研究。结果表明，该酒为无毒类物质，并无致突变及致畸胎作用。从而为该产品的使用提供了安全的毒理学依据。因此，可以认为，草原牌牛鞭酒其安全性是可靠的。

除了对急性毒性和遗传毒性之外，有的还对药酒的长期毒性作了研究。如遵义医学院药理教研室对透骨香药酒的长期毒性作了研究。透骨香系杜鹃花科白株树属植物滇白株[*Ganltheia yunnauensis*(Franch) Rehd]，又名钻骨风、满山香、白株树、火炭子等。主产云南、贵州。具有祛风除湿、活血通络的功效，临床上常用于治疗风湿性关节炎、跌打损伤、牙痛等症。药理表明具有较强的抗炎、镇痛作用。透骨香药酒由贵州省仁怀县福利保健酒厂采用天然植物药透骨香为药材，白酒为基酒制成。对喂饲透骨香药酒 3 个月后的大鼠，进行了心、肝、脑、肾形态与功能的观察。结果表明，该药酒对肝、脑、肾组织形态及Ⅱ导心电图、血红蛋白含量、肝、肾功能等均无明显影响。从剂量选择来看，小剂量组每 1kg 体重服用相当原药酒 3. 5ml 已属不少，如果按一个成人的体重为 50 ~ 60kg 折算，该剂量组的用药量已相当一个人每日服药酒 175 ~ 210ml。在另一实验组中，将剂量加大了 3 倍，但各项观察指标与对照组比较仍无明显异常，说明该药酒具有较大的安全性。为保证不影响动物的进食量，在实验中把原药酒中的大部分乙醇去除，尽管给大鼠连续用药长达 3 个月也未见毒性反应。但鉴于长期大剂量饮酒可能对人体带来影响，建议在实际服用该药酒时，应将剂量控制在每日 150ml 以内(成人)，分次服用。(作者按:120kg 的成人每日对乙醇的摄入安全计量为 45g，最好不超过 60g。)疗程以本研究观察时间的 1/10 为宜。实际上民间应用该药1周左右即可获得较好疗效。

4. **对药酒中可能有的毒性物质进行测定** 这种测定常常作为检测药酒质量的一种手段。如西安陕西省药品检验所用GC法测定药酒中甲醇量。黑龙江进出口边境检验检疫局用原子吸收分光光度计，用原子吸收法测定了出口药酒中的微量元素铅的含量。也有为临床应用而作的实验测试，如吉林市空军医高专胥执安等对英平诸痹灵药酒中铅镉含量的测定。利用火焰原子吸收法直接测定了治疗风湿、类风湿的英平诸痹灵药酒中有毒元素铅、镉的含量。该类药酒中铅、镉含量均甚微，但五种药酒中铅含量都稍高于镉。这为该类药酒的临床可用性提供了依据。

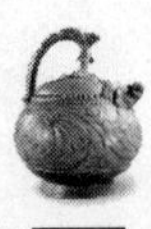

家庭药酒的服用方法及制作

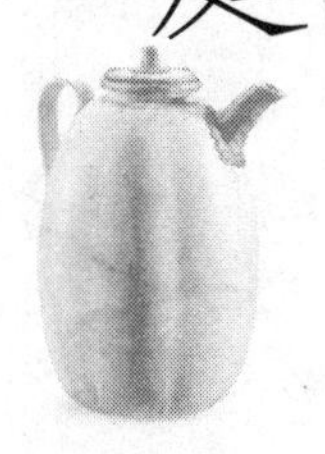

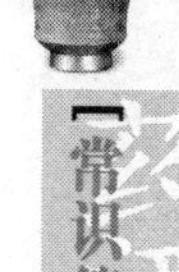

药酒的服用

限量服用

由于药酒中含有一定量乙醇（亦称酒精），摄入过量，会损害人体健康。所以必须正确使用，才能充分发挥药酒的功效，避免其危害人体。

长期过量饮酒会损害健康，甚至带来严重后果，这在古代早有认识。《内经·素问》中批判了“以酒为浆”的生活方式，后世又提出了不少预防措施，如唐代孙思邈的《千金要方》中，就有不少醒酒、解酒方。明代李时珍更明确指出：“少饮则和血行气，壮神御寒，消愁遣兴；痛饮则伤神耗血，损胃失精，生痰动火。……若夫沉酒无度，醉以为常者，轻则致疾败行，甚则丧邦亡家而陨躯命，其害可胜言哉！”因此，在《普济方》中还专列了解酒、恶酒等专门章节。

酒精(即乙醇)是一种水溶性小分子化合物,在消化道中,以简单扩散的方式被迅速吸收,高浓度酒吸收速度比低浓度酒要快,空腹状态会加快吸收。吸收后,绝大部分在肝脏被氧化分解,在醇脱氢酶的作用下,氧化成乙醛,又经醛脱氢酶的作用氧化为乙酸,乙酸进入血液,加入乙酸代谢过程中,最后生成水和二氧化碳排出体外,乙醇在体内氧化可产生一定的热量被人利用(1 克乙醇可产生 7 千卡热量),有些人饮少量酒也容易醉,主要是体内缺少醇脱氢酶的缘故。有些人虽然酒量较大,但长期过量服用,也会使脂类代谢发生障碍,造成肝内脂肪堆积,导致酒精性肝硬化。长期过量饮酒,在消化系统还会损害胃黏膜和小肠的超微结构及吸收功能,使硫胺素、维生素 B_{12}、叶酸等吸收减少,导致营养不良和贫血。

乙醇还是一种致畸因素,它可以通过“胎盘屏障”从母体进入胎儿体内,影响胎儿脑细胞分裂及组织器官的细胞发育,造成胎儿发育迟缓、畸形及智力发育障碍。

乙醇对神经系统来说,又是一种麻醉剂,小剂量可使大脑抑制功能减弱,大剂量可麻痹延脑的“生命中枢”,从而产生危险。慢性酒精中毒,还会造成精神错乱,记忆力、学习能力的减退等。

长期过量饮酒,易损害心脏,引起以左心室肥大为主的心脏增大,及多种心功能异常。

可见,过量地摄入乙醇是有害的,为了寻找一个对肝脏安全的饮酒量,有人根据大量的病理资料研究了乙醇消耗量与肝损害的关系,每日饮酒量,以相当于每 kg 体重饮服 1g 乙醇量为预防肝损害的安全量上限。若饮酒量超过每 kg 体重 2. 5g 乙醇量,肝损害率就会显著升高。根据这个上限,相当于 60kg 体重的人,每日饮 60% 的白酒 100g,为了安全,乙醇的每日摄入量须限制在 45g 以下。

因此在饮用药酒时,可以参照以上量,根据药酒度数,限制每日的摄入量。

辨证服用

中医治病经常会遇到这种情况，两个病人同患一种病，譬如感冒，医生分别处以温、凉两种药性相反的解表药，各自服后都达到同样治愈的效果，这就是辨证用药的特点。

药酒的使用，也应根据中医的理论，进行辨证服用，尤其是保健性药酒，更应根据自己的年龄、体质强弱、嗜好等选择服用。因为，一般治病的药酒，大都功效主治比较明确，而且患者也总是在经过医生明确诊断后再选择服用。保健性药酒，由于多以补益强身为主，因而对选择不够重视，若使用不当，易产生不良后果。所以服补益酒前，必须先弄清自己的体质状况。

一般中医将身体虚弱者分为气虚、血虚、阴虚、阳虚四大类。通常气虚主要表现为倦怠乏力，呼吸短促，动则气喘，面色晄白，食欲不振，大便溏薄，脉弱或虚大等。血虚主要表现为头眩目花，耳鸣耳聋，心悸失眠，唇舌爪甲色淡无华，脉细数或细涩等。阴虚主要表现为口渴、咽燥、虚烦不眠、便秘，甚则骨蒸潮热、盗汗、舌红少苔、脉细数等。阳虚主要表现为畏寒肢冷、冷汗虚喘、腰膝酸软、泄泻水肿、舌胖而淡、脉沉而迟等。

当然，进一步还可按脏腑辨证的原理，分成脾气虚、心阳虚、肾阳不足等。此外，辨证时还需注意分清真实假虚。所以，虚证同样也应当根据医生诊断，确诊性质，随后选方服用合适的药酒。

补益药酒的配方制备要遵循中医辨证论治的原则，体虚服用者也必须根据这一原则，针对自己的体质状况，选择服用。

因人而异，注意禁忌

前面已讲了根据自己的体症进行辨证服用，这是最基本的原则，其实中医辨证论治所讲的范畴更广，它还包括人的性别、年龄、生活习惯等个体差异和时令节气等。因此，服用药酒时还须因人而异，注意每个人的酒量大小。

若平时惯于饮酒者，服用药酒量可以比一般人略增一些，但

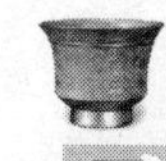

也要掌握分寸,不能过分。不习惯饮酒的人,在服用药酒时,可以先从小剂量开始,逐步增加到需要服用的量,也可以冷开水稀释后服用。

性别方面:妇女有经带胎产等生理特点,所以在妊娠期、哺乳期就不宜使用药酒。在行经期,如果月经正常,也不宜服用活血功效较强的药酒。

年龄方面:年老体虚者,因新陈代谢较缓慢,在服用药酒时可适当减量。相反,青壮年由于新陈代谢相对旺盛,用量可相对多一些。对儿童,古代有用药酒治疗佝偻病等。但儿童生长发育尚未成熟,脏器功能尚未齐全,所以一般不宜服用,如病情确有需要,也应注意适量。

此外,有肝脏病、高血压、心脏病及酒精过敏者,都应当禁用或慎用药酒。

饮酒时忌服某些药物。由于有些药物会增强酒精的毒性,或者产生副作用,或者影响药效,所以还应当注意饮酒后 12 小时内不宜服某些药物,或者服了药物 12 小时内不宜再饮酒。归纳起来有以下几种情况:①能增强酒精毒性的药物,有降压药肼苯哒嗪,利尿药利尿酸,抗抑郁药闷可乐等;②饮酒会影响药效,有抗惊厥药苯妥英钠,降血糖药甲苯磺丁脲和胰岛素等;③饮酒能增大药物产生副作用,有降压药胍乙啶,利尿药氢氯塞嗪(双氢克尿塞)、氯噻酮以及甲硝唑(灭滴灵)、阿斯匹林、巴比妥、地西泮(安定)、盐酸氯丙嗪、盐酸异丙嗪、奋乃静、盐酸苯海拉明等;④能造成乙醛中毒的药物,有呋喃唑酮(痢特灵)、硝酸甘油、甲硝唑(灭滴灵)等。

酒后忌洗澡。据病理学家观察和检测,人在饮酒后,体内储备的葡萄糖在洗澡时会因体力活动和血液循环加快而大量地消耗掉,造成血糖含量大幅度下降,从而导致体温也较快地降低。同时,酒精抑制了肝脏的正常生理活动能力,妨碍了体内葡萄糖储存的恢复,于是,造成机体休克,严重危及生命。因此酒后忌洗澡。

此外,由于药酒的配方组成不同,功能性味有异,所以往往附有服用的注意事项，如外用还是内服、忌口、禁房事等，服用时应当遵守，不能疏忽。

只有根据上述的要求，合理地使用药酒，才能避免药酒的副作用，发挥其优点和特长，达到应有疗效。

药酒的制作和储存

从目前流传的文献看，我国第一部药物著作——《神农本草经》中，只记载药物宜酒渍及不可入酒者，未提及药酒制作。直到公元500年左右，南朝梁陶弘景的《本草经集注》才有“凡渍药酒，随寒暑日数，视其浓烈，便可漉出，不必待至酒尽也。滓可曝燥，微捣更渍饮之”的记载。唐代孙思邈《备急千金要方·酒醴第四》也有专门论述，“凡合药酒皆薄切药，以绢袋盛药，内酒中，密封头。春夏四五日，秋冬七八日，皆以味足为度，去滓服，酒尽后，其滓捣，酒服方寸匕，日三；大法：冬宜服酒，至立春宜停”。

以后，各家著作对药酒的制作也有类似论述，归纳起来大致可分三类：

(1)药物加工，切细成料后直接用酒浸渍而成；

(2)药物用水煮汁加曲酿制而成；

(3)药物用水煮汁酿酒，再浸渍其他药料而成。

如《千金翼方》中的杜仲酒、麻子酒就是分别用第1、2种方法制作而成的。《千金要方》中的术膏酒就是用的第3种方法。大致涉及酒的选择，药料的取材及加工，制备的方法，过滤澄清等几个方面。

酒的选择

早在唐代，我国药典《新修本草》就有明确规定：“凡作酒醴

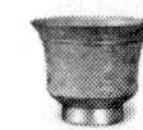

须曲”,“诸酒醇醨不同,惟米酒入药”。由此可知,当时的药用酒是采用以曲酿造的米酒。宋至明代,仍是以曲酿造的米酒为药用酒。至清代渐渐普及用白酒(烧酒)作药用酒。现在1970年、1985年版的《中国药典》则明文规定,酒剂系指药材用白酒浸提制成的澄清液体制剂。并明确指出,生产酒剂所用的白酒,应符合卫生部关于白酒的质量标准的规定。1982年由国家标准管理局发布的白酒标准中(由卫生部提出),既包括用谷类原料制成的白酒,也包括用薯干为原料制得的白酒。两种白酒在检测“标准”上允许有一定的差异。以60°白酒为例(高于或低于60°者,按60°折算),在甲醇限量上,以谷类制得的白酒应≤0.04g/100ml,而薯类制得白酒,则允许≤0.12g/100ml。在氰化物方面,谷类白酒应≤2mg/L,薯干白酒允许≤5mg/L。在杂醇油项上,谷类白酒应≤0.20g/100ml;包括薯类在内的其他白酒则是≤0.15g/100ml。其余在铅、锰的限量上,两种白酒的标准是相同的,均为≤1mg/L。因此,两种不同原料制得的白酒,只要符合上述标准,均可用于药酒生产,除了严格遵守规定标准外,还须注意传统的质量标准,如高粱等谷类酿制的酒类,具有无色透明,不混浊,无沉淀物,气香,口味纯正等特点,使制成的药酒香气浓郁持久,最近,国内有人提出白酒和药酒应增加亚硝胺类成分检测一项,以加强质量控制,特别是生产出口产品单位更应注意。

此外,还应当正确把握好原料酒的浓度和用量,一般来说,滋补类药酒所用的原料酒浓度低一些,祛风湿类药酒因祛风活血的需要,所用原料酒可以高一些。根据各种药酒的性能,把握好酒的浓度,十分重要。如酒的浓度过低,一些苦味质及杂质等易溶出,影响到药酒的气味。而且药料吸水多时,体积膨胀,难于去滓,损失较大;如酒的浓度过高,则药料中的少量水分被水吸收,质变坚实,有效成分反难溶出,刺激性亦强,故宜掌握适度。

至于因师徒承受不同,各个地区又有自己的风俗习惯,所制药酒都有各自的特色和风味,在此不作一一细述。

药材的选用和加工

药酒所用的药材要求品种纯正地道，并要注意同一药名不同品种的功能差异。如牛膝有怀牛膝、川牛膝之分。怀牛膝产于河南，含多量钾盐及皂甙等，临床以补肝肾、强筋骨见长；川牛膝产于四川，不含皂甙，临床有活血祛瘀功能。药酒制作时须按药酒的主治功能，进行适当药材选择，这类问题较为常见，当密切注意。

药材的加工炮制也要十分讲究，早在《千金要方》中，就提出：凡合药酒皆薄切药。薄切就是加工的一项要求。有的则应轧成粗末，有些矿物及介类等药需轧成细粉，应煮的药材需切成短小段或薄片。适当地粉碎药材，可扩大药材与酒液的接触面，有利增加扩散、溶解。但不宜过细，过细使大量细胞破坏，使细胞内的不溶物质、粘液质进入酒液中，不但不利于扩散、溶解，还会使药酒混浊。此外，对有些药物，还应根据需要，进行适当的炮制。既可减少某些药物的毒副作用，保证药用安全，又可增强或改变其药用效果。如附子生用有毒，经用辅料甘草和黑豆煎煮加工后，可祛除其毒性。生首乌有生津润燥、滑肠通便等作用，但经黑豆汁蒸煮后，却有补肝肾、益精血、乌须发的功能。

各种不同药酒所取的药材不同又有各自不同的加工要求。如冯了性药酒，在制作过程中，有些药厂用加热蒸制的方法，这不仅有利于药汁和有效成分的摄取，而且对丁公藤还有去除毒性的作用。因丁公藤在初蒸时有一股腥臭气散发出来，这就是毒性的外泄，经蒸一小时后，逐渐转变为芳香，示毒性除尽，对冯了性药酒的使用，更为安全有效。

至于《神农本草经》中说到："药性有宜酒渍者，亦有不可入汤酒者，并随药性，不得违越。"说明有些药物不宜入酒，此观点后世很少提及，还当作进一步研究。如中国医学科学院肿瘤研究所对 16 种药酒中致突变物质作了初步检测，其中 12 种药酒不含有致突变物质，但有 4 种药酒含有致突变物质，虽然这些致突变物质不是二甲基亚硝胺以及二乙基亚硝胺，但也应引起重视。致突变物质大多可能来自药材贮存中受到的污染，或制备工艺流程中混进了致突变物质（包括原料酒中的致突变物质），但也不排斥对某些药材本身是否适应作为药酒成分进行研究。

制备工艺

传统以浸渍法和渗漉法为主，也包括其他方法。浸渍法包括冷浸法、热浸法及恒温法，使用时应当根据药料性能分别处理。有些有效成分容易浸出的单味，或味数不多的药物，或挥发性较强的药料，可用冷浸法。如果药料众多，酒量有限，用冷浸法的有效成分又不易浸出，就应当选用温浸法。

冷浸法　将药材切制后，置于容器内，按规定加酒，密封浸泡，一般每日搅拌 1 次，7 日后，改为每周搅拌 1 次，通常浸泡 15 天以上，然后取上清液，药渣压榨，压榨液与上清液合并，静置过滤即得。

热浸法　即《本草纲目》中的煮酒法。将药物切制后，置于适宜的容器内，按配方加入适量的酒，密闭容器，隔水加热至沸后立即取下，换注到另一个容器内，继续浸泡至规定时间（一般需 1 个月以上），然后取上清液，药渣压榨后取压榨液，与前取的上清液合并，静置沉淀，过滤即得。

渗漉法　将药材切制后事先浸泡，待适度膨胀后，装入渗漉筒中。渗漉筒是一种上面敞口，下有渗出口的筒状装置。酒自上流入，缓缓渗过药粉，从下端渗出口流出。该法因酒液的流动，可造成良好的浓度差，有利于扩散的进行，所以浸出的效果优于浸渍法，成分提取也较完全。但是，遇酒即易软化结团的药物，会阻塞溶媒所通过的缝隙，则不宜采用该法，但大多数药材可采用。

使用渗漉法时应注意：药材切制加工不可过细；装药粉时，填装压力应均匀，不能过紧或过松；渗漉筒中药粉以装至容积的 2/3 为宜，不可装满；注入酒液前，要先打开渗出口的阀栓，以排出气体；还要掌握适当的渗漉速度。一般漉液达到所需量的 3/4 时，便可停止渗漉，取药渣进行压榨，然后将压榨液与渗漉液合并静置，滤取上清液即得。

目前有些人认为，浸渍法、渗漉法都存在药渣吸液问题，若用压榨法索取效果较差。渗漉法的药渣吸液与浸渍法基本相同，但药物有效成分在药渣中的停留量随着渗漉操作条件和时间（速度）的不同而不同。由于渗漉时间长，带来乙醇和芳香味的散失，对药酒质量有影响，所以主张用浸渍—渗漉—洗涤—甩干的方法制备药酒，可以减少有效成分的损失，稳定药酒的质量。具体方法是：取药材粗末，用较高含醇量的白酒（比成品规定含醇量高10%左右，用量为处方用药量的50%～60%）浸泡约2～3周，浸液另器保存。药渣用与成品规定含醇量相同的白酒或糖酒液渗漉（用量为处方用酒量40%～50%），漉液与前液合并。药渣以一定量的蒸馏水洗涤，洗液与前液合并。药渣置离心机内甩干，甩下来的药液与前液合并，过滤。滤液静置、澄清得成品。

加药酿制法　是古代常用方法，近代较少应用。这种方法以米、曲加药，直接发酵成酒。根据处方备好适量的糯米或黄黏米、曲和药材，米以水浸泡，令吸水膨胀，然后再蒸煮成干粥状，再冷却至30℃或略高一些，然后再加入事先已加工好的药材，曲米，拌匀后置缸内糖化发酵。发酵过程中，必须保持适当温度，如温度升高则搅拌，使温度降下来，并可排出二氧化碳，供给酵母氧气，促进发酵。约7～14天，发酵即可完成，然后经压榨，过滤取澄清酒液，酒液盛入存贮容器后，应隔水加热至75℃～80℃，以杀灭酵母及杂菌，保证质量和便于贮存。

古人采用此法时，有的先用水煎药取液，候冷渍曲，待发后再加入蒸好的饭发酵成酒。

加药酿制法，可制备低度药酒，在其制法、使用效果等方面有研究的价值。

无论用哪种方法制备药酒，其容器必须确保其不与药材和酒起化学反应，一般以陶瓷、玻璃等制品为宜，不宜使用含铅较多的锡合金器具，以免过多的铅溶进酒中危害健康。容器应有益，既

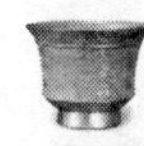

可防止酒的挥发，又可保持酒的清洁。

药酒在制备过程中，还可根据各品种的不同特点，加一定量的矫味着色剂，以方便患者服用，缓和药性，提高制剂质量。目前使用主要是食用糖（包括红糖、白糖、冰糖）和蜂蜜。湖北蕲春地区用真菌竹黄（别名：竹花、竹三七）作药酒天然着色剂，色泽鲜艳而无任何不良反应及毒副作用，是一种发展方向。

澄清和储存

药酒是药材经白酒浸渍，渗漉或回流所得的含醇液体，药材被白酒浸取时，不但药材本身的细微碎屑及一些沾附于药材表面的泥屑杂质会混入浸出酒液内，而且药材细胞破裂后，黏液质、树胶、淀粉、蛋白质等一些大分子物质也混入浸出酒液内，使成混悬液。其中一部分粒子，经一定时间便沉淀于容器底部。所以药酒在作为成品装灌之前，都必须作澄清过滤处理，去除悬浮和沉淀物。过去药酒澄清是将酒和药材密封于大缸中，静置一两个月，使其自然沉淀，然后取其上面的清液过滤后灌瓶出售。现在有的单位使用蛋白质沉淀法，采用新鲜蛋清为沉淀剂，利用蛋白质与鞣质在酒中充分反应，形成鞣酸蛋白沉淀的原理，除去沉淀。这种方法的优点是药酒澄明度较高，成品稳定性好，味醇厚而爽。但是，影响药酒中蛋白澄清效果的因素较多，所以操作要求十分严格，特别是蛋白用量一定要根据先小量预试，确定后再批量进行。对一些有效成分可以与蛋白质反应产生沉淀的药酒则不宜采用此法。

随着健康事业的发展，对药酒生产的卫生要求也越来越高。因此，在整个药酒生产过程中的灭菌工艺也日益受到重视。常用的方法有：①原药材灭菌：先用“红外快速测水仪”测得原料粗粉的含水量，再根据含水量分别加入高浓度的白酒，使其浓度达到75%，达到灭菌目的。然后再按药酒工艺进行生产。②红外线灭菌法：将成品药酒置于装有红外灯的灭菌装置中，按要求温度保持一定时间进行灭菌。③回流灭菌：将灌装前的酒置于回流装置中，按要求的时间（15～30分钟）和温度（80℃～85℃）回流灭菌。④保温灭菌：将成品药酒放入灭菌锅内，加热并保温灭菌。⑤除菌板过滤灭菌法：将灌装前药酒，应用除菌板，进行过滤灭菌。

其他还有一些方法，如药酒中加入苯甲酸及尼泊金乙酯等抑菌剂。经试验，无灭菌效果，并且药酒变味，故不宜采用。

有单位将各种灭菌方法作了实验比较，表明红外线灭菌和保温灭菌法灭菌，效果较好，但是否影响药酒的疗效应进一步探讨。原料药灭菌如果能避免各种工艺流程中的再污染问题，是能达到卫生标准的，此法可避免加温等因素引起的问题。除菌过滤板应用于药酒灭菌生产的酒剂批批都达到卫生标准，杂菌、霉菌总数一般能控制在10～30个/毫升之间，不仅除菌彻底，而且色、香、味都没有改变，同时也提高了药酒的澄清度。此方法设备简单、效果稳定、方法简单，不影响疗效，是药酒除菌中一个较可靠的方法。

为了保证药酒质量，除了作色泽和澄清度的检查外，自1985年起，《中国药典》就已规定用气相层析法测定多种药酒制剂的含醇量，并对若干药酒作了制法和鉴别上的规定，在生产操作过程中各个药厂为了保证质量，还采用了各种方法对药酒中的药物含量作了具体的研究测定，如宁波市中药厂用薄层层析法对人参百岁酒中的红参作含量测定，专一性强，而且不受其他多种成分干扰。有些单位对含糖药酒用无水乙醇除糖法，对药酒总固体量的测定，进行了探索，这对控制含糖药酒的质量也有一定的意义。用气相色谱法检查药酒中的有毒醇类杂质（特别是甲醇，对人的眼睛极为有害），其方法较为简便、灵敏、正确，已为广泛采用。

总之，为了提高药酒的质量，各种新的科学检测方法正在逐步充实，完善，它将成为药酒制备中的重要研究课题之一。

以上只是药酒制作中的一些常识和原理。现在药酒的制作主要以白酒为溶媒，含醇量一般在40%～50%。少数品种的用黄酒制作，含醇量30%左右。制法多为浸提法，很少有用酿造法的，家庭中更是如此。

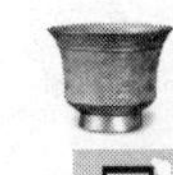

制酒容器应以光洁的陶瓷制品或玻璃器具为宜,不能使用铝合金、锡合金或铝、铁器等金属制品。使用的器具应有盖,以防止酒的挥发和灰尘等污染。陶瓷容器具有防潮、防燥、避光,以及不易与药物发生化学反应等优点,而且外形古朴美观,具有文化特色。但在防渗透方面要比玻璃制品差。玻璃酒器经济价廉,容易获得,是家庭自制药酒常用的容器。但玻璃有吸收热的特点,而且透明透光,容易造成药酒中的有效成分不稳定,影响贮藏。因此,在选用时,当以深色玻璃酒器为佳。药酒制作完成后,应及时装瓶或盛坛,酒器上口要密封,勿使酒气外泄,防止空气与药酒接触,以免药物氧化和污染。封好瓶口的药酒应放置在阴凉干燥和避光的地方,室温以1℃～25℃为宜,服用时,随需随倒,倒后立即将瓶口或坛口封闭。

如是外用药酒,要注意做好标记,放置到安全适宜的地方,以免被误作内服药酒饮用。

家庭药酒常用中药

家庭药酒制作中药材品种较多，本书仅介绍部分常用的或有特色的品种供参考。在选用药材时要注意识别真伪和质量尽可能符合书中关于药酒制作的要求。

灵芝

灵芝为多孔菌科真菌灵芝、紫芝等的子实体。味甘，性微温，入肺、心、肾经，有补益肺肾、止咳喘、安神、健脾、助消化等功效。灵芝的成分主要有糖类、有机酸、甘露醇、麦角甾醇、树脂、蛋白质等。现代药理研究表明，灵芝可以调节植物神经功能和提高机体免疫能力，不但有抗氧化、延缓衰老，抗炎、抗肿瘤、抗放射的作用并有保肝、降血糖、降低胆固醇、升高白细胞等功效。常用于治疗慢性支气管炎、支气管哮喘、神经衰弱、冠心病、肝炎、高脂血症等。灵芝的服用方法主要有酒浸、水煮和研末吞服等。浸酒时，可将灵芝切成片或小块，取 50 克放入白酒(或米酒)中浸泡，7 天后可以饮用。每次 1 小杯，日服 2 次。可以治疗神经衰弱、失眠等。

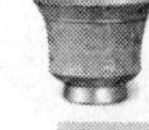

冬虫夏草

为冬虫夏草菌的子座及其宿主绿蝙蝠蛾幼虫的尸体，即带菌座的干燥虫体。主要产于四川、青海、云南、甘肃、贵州、西藏等地，属名贵药材。

冬虫夏草味甘性温，入肺、肾经。其化学成分有蛋白质、脂肪、虫草酸、虫草素、维生素 B 等。现代药理研究表明冬虫夏草对人体免疫功能有增强或减弱的双向调节作用，主要功效为补肾益肺，补虚损，止咳喘。此外，尚有镇静安眠的作用。冬虫夏草常用于治疗肾虚所致的阳痿、遗精、腰膝酸痛等；肺气不足或肺肾两虚引起的咳喘气短、咯痰带血；以及各种劳损所致的虚症、病后体虚等。对于外感初期有发热恶寒、身体疼痛等表证者，不宜用。冬虫夏草的服法有水煎、炖食、泡酒，或研粉入丸散剂等。

人参

人参是补益类中药的代表药，其人工培植者称园参，野生的称野山参。因以我国吉林省出产的质量最好，故又称吉林参；产于朝鲜的称朝鲜参，又叫别直参。采集后，经洗净，晒干者称生晒参；经沸水浸烫后，再浸糖汁中，取出晒干，称糖参；经蒸制后烘干，称红参。野山参为山中野生者，生长期长，补气功效强，货源少，价格贵，非病情严重者一般不用。生晒参（白参）为人工栽培，生长期较短，功同野生者，但效力较弱；红参为白参经蒸制而成，性甘温，温补作用较白参强，用于气虚和寒性体弱者；别直参指原产于朝鲜的红参。

人参味甘，微苦，性微温，归心、肺、脾经，其主要功效为大补元气，补益肺脾，生津止渴，安神益智。主治各种虚症，尤其是用于治疗元气虚衰、体虚欲脱、肺脾不足、自汗气短、乏力倦怠、食欲不振、失眠多梦、惊悸健忘等症状。人参含有 30 多种人参皂甙、人参多糖、人参黄酮甙、人参活素、生物碱以及多种氨基酸、维生素等。现代药理研究表明，人参对神经系统、内分泌系统、心血管系统、血液及造血系统等均有调节作用，能够增强免疫功能、延缓衰老、抗肿瘤、抗心律失常、升高白细胞、兴奋性功能等。

人参在临床上可以生用（切片含嚼）、炖服，或研粉吞服，也常用来浸泡药酒。单用一味人参浸制的，称独参酒；亦可配伍其他药物，如配伍当归、熟地，以益气养阴补血；配伍附子、肉桂，可益气回阳；配伍黄芪、山药，则健脾补肺之力更胜。

用人参时应注意，实证、热证，或正气不虚者，不宜服用人参。服人参时，不宜喝茶、吃萝卜，以免影响药效。

西洋参

又称花旗参。主要产于美国和加拿大，近年来我国也有移种，移种于我国的叫种洋参。西洋参味甘苦，性偏凉，入肺、胃经。主要成分有人参皂甙、有机酸、糖类、树脂、挥发油、氨基酸、微量元素等。西洋参的功效主要是益气生津，养阴清热，主要用于治疗阴虚火旺、烦热口渴、劳嗽痰血、倦怠失眠、口干舌燥、肠热便血等病症。现代药理研究发现，西洋参有兴奋生命中枢和镇静大脑的作用，同时有抗休克、抗缺氧、抗应激以及抗心律失常、增加心肌血流量、降低冠脉阻力、减少心肌耗氧等作用。

与人参比较，两者都含有人参皂甙，都有益气生津的功效，均可用于治疗气虚体弱的病症。但人参性温，补气生津作用较强，是大补元气的要药，久病体虚、老年虚弱、妇女失血、脾肺气虚均可使用。一般，如为气虚兼有津液不足时，多选用生晒参；如属气虚而兼有肢冷畏寒、阳虚症状时，多选用红参。而西洋参性寒，养阴清热作用胜于人参，如属气阴两虚、阴液不足者，更宜选用西洋参。选用西洋参时，对体质虚寒而阳气偏虚者、腹部冷痛喜热恶寒，遇冷则腹泻者，以及痰多口腻、脘腹胀满、舌苔较厚者，均属于禁忌范围。西洋参的常用服法有研末吞服、水煎或隔水炖服、入丸散中与其他药物配用，以及泡酒等。

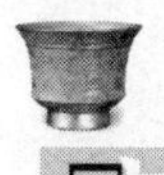

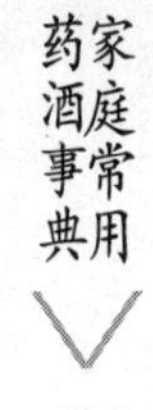

党参

为桔梗科植物党参的根，商品名有潞党参、上党参。党参现多为栽培，性味甘平，入肺、脾经。其成分大部分是糖类，其中有果糖、菊糖、多糖等还有微量生物碱、糖类、挥发油、树脂等，其功效有增强机体应激能力、提高免疫功能、延缓衰老、抗溃疡等作用。中医认为有补气健脾、益气生津等功效，主治脾胃虚弱，食少便溏，四肢乏力，肺虚喘咳，气短盗汗，气血两亏等证。临床上，党参常作为人参的代用品，但党参作用较人参弱，若治疗元气大虚的虚脱、休克等应用人参。用党参代替人参时，用量要加倍。

黄芪

为豆科植物黄芪的根，主要产于内蒙古、山西、甘肃、黑龙江、河北等地。药用时分生用和炙用。黄芪味甘，性微温，归脾、肺经。其主要化学成分有糖类、氨基酸、亚油酸、亚麻酸、苦味素、胆碱、甜菜碱、叶酸等。黄芪是重要的补气药，补益作用广泛，全身之气都能补。现代药理表明，黄芪还有提高机体的免疫功能和强心、降压、保肝、抑菌等作用。

黄芪的主要功效有：健脾补中，用于脾胃气虚的消化不良、腹泻腹胀，乏力倦怠等症状；补益肺气，用于肺气虚弱所致气短、声音低微、呼吸微弱、喘息等；益气固表，用于气虚引起的自汗或汗多、容易感冒等症；补气消肿，用于因气虚而水湿停留引起的浮肿；补气养血，用于气血虚弱的贫血；补气通络，用于半身不遂、肢体疼痛等；补气升提，用于气虚下陷所致的脱肛、子宫脱垂、胃下垂等。黄芪与人参、党参相比，人参补气作用强，且能生津安神；党参专补肺脾而益气；黄芪则补气作用不及人参，但能升阳固表利水。

黄芪用法也很多，既可入煎药汤剂，也可煨汤食疗，同时能入丸散剂和浸酒等。由于黄芪性偏温，故对高热、大渴、便秘、湿热内蕴等实热证者属忌用；阴虚火旺者宜慎用。黄芪因炮制方法不同,分生用和炙用。生黄芪走表,治表虚自汗、容易感冒、气虚浮肿等;炙黄芪健脾补肺、补益气血。

白术

为菊科植物白术的根茎。主产于浙江、安徽。含有具免疫活性的甘露聚糖 AM-3 及天门冬氨酸、丝氨酸、谷氨酸、丙氨酸等多种氨基酸。现代研究表明白术有保肝、利胆、抗氧化、抗肿瘤、降血糖、抗菌等作用。味苦、甘、性温。入脾、胃经。有健脾益气、燥湿利水,止汗、安胎等功能。主治脾气虚弱,神疲乏力,食少腹胀,大便溏薄;水饮内停,小便不利,水肿、痰饮眩晕;湿痹肢体酸痛;气虚自汗;胎动不安。

由于性温,阴虚内热,津液亏耗者慎服。

龟版

俗称龟板,为龟科动物乌龟的甲壳,主产于江苏、浙江、安徽、湖北、湖南等地。龟版含天门冬氨酸、苏氨酸、丝氨酸等 18 种氨基酸。另含铬、锰、铜、锌、磷、镁、铁、钾、钙、铝、钠、锶等 10 多种无机元素及骨胶原角蛋白等。味咸、甘、性微寒。入肝、肾、心经。有滋阴潜阳,补肾健骨,补心安神,固经止血的功能。主治阴虚火旺,骨蒸潮热,盗汗遗精;阴虚阳亢,头晕目眩,虚风内动,手足蠕动;肾阴不足,筋骨不健,腰膝痿弱,小儿囟门不合;心神失养,惊悸失眠,健忘;热伤冲任,月经过多,崩中漏中等。

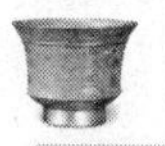

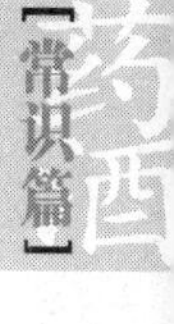

由于性寒,脾胃虚寒及孕妇当禁服。

鳖甲

也称上甲。为鳖科动物中华鳖及山端鳖的背甲。主产于广东、海南、广西、贵州、云南等地。含骨胶原、碳酸钙、磷酸钙,中华鳖多糖,并含天门冬氨酸、苏氨酸等 17 种氨基酸与钙、钠、铝、钾、锰、铜、锌、磷、镁等十多种微量元素。味咸,性微寒。入肝、肾二经。有滋阴清热,潜阳熄风,软坚散结的功能。并有补血和抗肿瘤作用。临床用于治疗阴虚发热,劳热骨蒸,热病伤阴,虚风内动,小儿惊痫,肝脾肿大,闭经等。《品汇精要》有"合酒服疗石淋"的说法。

由于性寒,因此脾胃虚寒,食少便溏及孕妇当禁服。

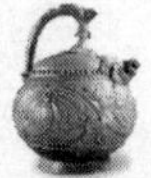

鹿茸

鹿茸属名贵中药材,主要产于东北及新疆、青海等地,为雄性梅花鹿或马鹿头上尚未骨化而带茸毛的幼角。鹿茸味甘,咸,性温,入肝、肾经。主要化学成分有雌酮、雌二醇,胆固醇、卵磷脂、脑磷脂、神经磷脂、糖脂以及多达 15 种以上的氨基酸,还含有多糖和多种微量元素,如钙、磷、镁等。鹿茸为血肉有情之品,既能温补肾阳,又能补益精血,温而不燥,具有壮元阳,补精血,益精髓,强筋骨等功效,主要用于治疗虚劳羸瘦、精神倦怠、乏力眩晕、耳聋目暗、腰膝酸软、阳痿滑精、子宫虚冷、崩漏带下、男子不育、女子不孕等多种病症。鹿茸在入药时,一般不入煎剂,宜研末吞服,或用酒浸,或入丸散剂。用鹿茸 6 克、山药 10 克,以绢布包裹,共浸于 500 克白酒中,浸泡 10 天后每次服 1 小盅,每天 2 次,可治疗肾阳虚引起的腰膝冷痛、阳痿、畏寒、小便频数、头昏等。因鹿茸性温,所以对盗汗、五心烦热、口燥咽干、目赤、牙龈肿痛、大便干燥等阴虚火旺者,以及咳嗽痰黄而黏、口渴胸闷之肺络有热的实证热证者忌用。对患肝炎肝功能不正常,或肝阳上亢的高血压患者也不宜服。

海马

为海生动物克氏海马、刺海马、大海马、斑海马以及日本海马的干燥全体。主要产于广东、广西、福建、台湾等地,另外在辽宁、山东,以及马来半岛等地亦有出产。海马味甘、咸,性温,入肝、肾经。功效为壮阳活血。补肾阳用于治疗阳痿、遗尿、肾虚哮喘等;活血用于治疗难产、癥瘤痞块、疔疮肿毒等。治疗肺肾两虚的动则气喘、咳嗽、少气等症,多与人参、五味子配伍。用于肾阳虚所致的阳痿，常与肉苁蓉、淫羊藿等同用。本品多用于浸酒，如用海马30克，以米酒500毫升浸泡10天，能治肾阳虚亏，又可活血而治跌打损伤。也可研末吞服或煎服。禁忌证：孕妇与外感发热、阴虚火旺者忌服。

蛤蚧

为脊椎动物壁虎科动物蛤蚧去内脏的干燥体，产于广西、广东、贵州、云南等地。味咸，性平，入肺、肾经，有补肺气、助肾阳、定喘咳、益精血等功效，主治虚劳、肺痿、喘咳、咯血、消渴、阳痿等病症。蛤蚧的主要成分为蛋白质、脂肪、动物淀粉以及微量元素，现代药理研究表明本品有抗应激和增强免疫功能作用、激素样作用，还能增加白细胞的移动力，增强肺、支气管和腹腔吞噬细胞的吞噬作用。蛤蚧是治疗虚喘劳嗽的要药，用于肺肾两虚、肾不纳气的虚喘久咳，常与人参、杏仁、贝母等配伍，如人参蛤蚧散。用于肾阳不足，精血亏虚的阳痿，则既可单独浸酒，也可与人参、鹿茸、淫羊藿等合用。需要注意的是风寒或实热喘咳者均忌服。

海狗肾

海狗肾为雄性海狗的外生殖器。药用其阴茎及睾丸。本药产于我国的辽宁，以及加拿大及夏威夷群岛。海狗肾味咸，性热，入肾、肝经，药理研究证明含有雄性激素、蛋白质、脂肪等，能兴奋性神经，主要功效是补肾壮阳、益肾固精，用于治疗肾虚所致的阳痿，或举而不坚，坚而不久，以及滑精、精冷、腰膝冷痛或酸软等症。海狗肾使用时要烤炙，方法是将海狗肾用酒浸一天，取出用纸裹好，以微火炙香，锉捣后服用。也可将其浸于酒中煮熟后，再烹膳食用。也常用以浸酒，用海狗肾一具，人参15克，山药30克。先将海狗肾酒浸后，切片，以1000克米酒浸，10天后可饮服。每服一汤匙，每日2次。此酒治疗肾虚所致的阳痿、体倦乏力、精神不振等症。对目赤咽干、咳嗽少痰、咳血、便秘、阳强易举、阴虚火旺者忌用。

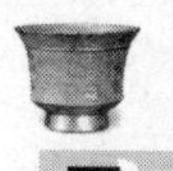

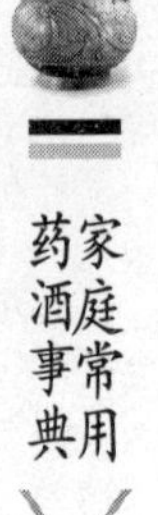

蕲蛇

又称白花蛇;产于广东、广西地区。蕲蛇味甘、咸,性温,有毒,归肝经,有祛风、活络、定惊的功效。临床用于治疗风湿痹痛、筋脉拘挛、口眼歪斜、肢体麻木、半身不遂、皮肤瘙痒、麻风、顽癣、破伤风、小儿惊风等病症。蕲蛇善于走窜,有"内走脏腑,外达皮肤,无处不到"之称,故祛风通络的作用较强。古人说它能"透骨搜风",临床多应用于治疗较重的风病。自古就有用蕲蛇浸酒的方法,如蕲蛇酒、三蛇酒等。蕲蛇酒以蕲蛇为主药,加羌活、防风、天麻、当归、五加皮等,制成酒剂。本品有毒,使用时宜除去内脏及头尾,再切段浸泡。

附:乌梢蛇:系乌风蛇去除内脏的干燥全体,功效与蕲蛇相似,但药力较缓和,且无毒,使用方法与蕲蛇相同。

熟地

熟地是地黄的根经过加工蒸制而成,外形色黑、油润,质地柔软黏腻,以质重柔软肥大者为佳,河南怀庆地区所产者为最好。熟地味甘,性微温,入肝、肾、心经,是补血滋阴的代表药。它的主要化学成分有环烯醚萜甙类(如梓醇)、多糖类、维生素 A、多种氨基酸、地黄素以及脂肪酸、生物碱等。其功效除补血滋阴外,还有很好的强心、利尿、降血糖以及增强免疫功能等作用。主要用于治疗阴虚血少、腰膝痿软、劳嗽骨蒸、遗精崩漏、月经不调、消渴、小便频数、耳聋目昏等病症。使用时,可以入煎剂,也可以酒浸,或入丸散剂。酒浸时,多与首乌、枸杞、黄精等配伍,如用熟地 100 克、沉香 2 克、枸杞子 50 克,用米酒 1000 克浸泡 10 天,每次饮用 2~3 汤匙,每天 2 次,可治疗精血不足引起的脱发、健忘、不孕、腰膝酸软等症。由于熟地比较滋腻,故对于消化不良、食欲不振、腹泻以及胸腹胀满、舌苔厚腻的痰湿内盛者不宜服用。

熟地与生地同出一源,为同一品种、不同加工的两种药物。生地性偏寒,主要用来清热凉血,养阴生津;熟地性偏温,主要用以补血滋阴、填精补髓。两者在具体应用时应加以区别。

当归

当归是伞形科植物当归的根，主产于甘肃岷县，陕西、四川、云南等地也有栽培。当归味甘、辛，性温，归心、肝、脾经，主要成分有亚叶酸、烟酸、挥发油、β－谷甾醇、维生素 B_{12}、铁、铜、锌等，主要功能为补血和血、调经止痛、润燥滑肠，现代药理还表明当归有调节子宫收缩、保肝、镇静、抗维生素 B_{12} 缺乏等作用，临床用于治疗月经不调、经闭腹痛、症瘕结聚、崩漏、血虚头痛、眩晕、痿痹、肠燥便秘、跌打损伤等病症。当归应用时可以煎服，也可以熬膏、入丸散剂，或用酒浸饮服。酒浸时，可以单独泡酒，也可以与其他药物配伍。对湿盛中满、大便溏泻者，以及孕妇不宜使用。此外，如果用做润燥滑肠使用时，应用生当归；用做调经补血通络使用时，宜用炒当归。

川芎

为伞形科植物川芎的根茎，是四川省的特产药材，主产于四川省灌县等处。主要含有生物碱、酚类、有机酸类、挥发油类以及有机酸酯类、香草醛、β－谷甾醇和维生素 A 等化学成分。现代药理研究报道，川芎有明显抗血小板凝聚作用，抑制血栓形成，并能扩张冠状动脉，增加冠脉血流。此外，还对中枢神经起抑制作用。川芎味辛，性温，归肝、胆、心包经。主要功能为活血行气，祛风止痛。用于治疗月经不调、痛经、闭经、难产、产后瘀阻、胸胁痛、跌打损伤、头痛、风湿痹痛等。本品辛香行散，温通血脉，既能活血祛瘀以调经，又能行气开郁而止痛，前人称之为“血中之气药”，具有通达气血的功能。与当归配伍，可增强活血散瘀、行气止痛的作用。以此为基础，常用于治疗血瘀气滞的病症。如用以调经，可配合赤芍、茺蔚子、香附等药；治产后瘀阻，常与益母草、桃仁同用；对肝郁气滞而致血行失畅的胁痛，可与柴胡、香附等药合用；对肢体麻木或伤痛，可与赤芍、红花等配伍。川芎秉性升散，能上

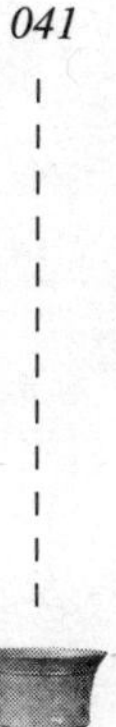

行头目，祛风止痛，是治疗头痛的要药。治外感风寒头痛，常配白芷、防风、细辛等；外感风热头痛，可配菊花、石膏、僵蚕；风湿头痛，可配羌活、藁本、防风等品；血瘀头痛，可与赤芍、红花、丹参、白芷等药同用；血虚头痛，可与当归、地黄、白芍等同用。此外，还用于治疗风湿痹阻、肢节疼痛之症，可与羌活、独活、桑枝等配伍。近年来，临床常用本品治疗冠心病、心绞痛及缺血性脑血管病。本药可煎汤、研末、入丸散剂、浸酒等使用。对阴虚火旺者，孕妇、月经过多及出血性疾病者忌用。

赤芍

为芍药科植物芍药、川芍药、草芍药、毛叶草芍药、美丽芍药、窄叶芍药和块根芍药的根，主要含有单萜类成分，如赤芍甙、芍药内酯甙等。赤芍味苦，性微寒，入肝经。主要功效为清热凉血，祛瘀止痛。常用来治疗温毒发斑、目赤肿痛、吐血衄血、肝郁胁痛、闭经痛经、症瘕腹痛、跌打损伤、痈肿疮疡等。现代药理研究表明其有抗血栓形成，抗血小板聚集，降血糖和抗动脉硬化，抗肿瘤和保肝作用等。因此多用于治疗冠心病、肺心病、急性黄疸性肝炎、紫癜、肿瘤处方等。赤芍和白芍原植物相同，而白芍多取之栽培，赤芍多取自野生；加工方法也不相同，功能亦有区别：白芍以养血敛阴柔肝为主，赤芍以泻热凉血、化瘀止痛为主。

红花

为菊科植物红花的筒状花冠，产于河南、湖北、四川、云南、浙江等地，均为栽培。夏季开花，当花色由黄转鲜红时采摘。本药主要化学成分有红花甙、新红花甙、红花醌甙、红花黄色素等，尚含有棕榈酸、硬脂酸、花生酸、油酸、亚油酸、亚麻酸等。红花的现代药理作用有改善心肌和脑的微循环；兴奋子宫，增强子宫的自律性收缩；抗炎作用等。此外，红花有较强而持久的镇痛和降血脂作用。本药味辛，性温，入心、肝经，具辛散温通之性，能活血祛瘀，通调经脉。主要用于治疗妇女经闭、痛经、恶露不尽、症瘕痞块、跌打损伤、斑疹色暗、疮疡肿痛等病症。临床上常与桃仁、当归、川芎、赤芍等配伍应用。据报道,红花可用于治疗缺血性脑血管病、冠心病、十二指肠球部溃疡、静脉炎、神经性皮炎、产后腹痛、扁平疣等病症。本品使用时可煎服、研末、浸酒等,但孕妇忌用,溃疡病、出血性疾病者慎用。

丹参

丹参是目前应用最广泛的活血药物之一,其对冠状动脉的扩张作用已经得到肯定。此外,丹参还能明显降低血液黏度;抑制血小板功能及血栓形成;增加肝脏血流,改善微循环;抗炎、抗菌等。丹参味苦,性微寒,归心、肝经,它的药理作用是活血祛瘀、凉血消痈、养血安神。主要用于月经不调、血瘀经闭、产后瘀阻、心腹疼痛、症瘕积聚、跌打损伤、疮痈肿痛、心悸怔忡、失眠不寐等病症。凡有血瘀闭阻的表现时,都可以使用丹参。但丹参通行血脉,活血化瘀,而性偏凉,常用来治疗血热瘀滞者。如为血瘀而有寒象者,可配合温里祛寒的药物同用。丹参治疗月经不调可与红花、桃仁、益母草等配合;治疗心痛、脘腹疼痛,可与檀香、砂仁等配伍;治疗症瘕积聚,可加三棱、莪术、鳖甲等。本药可煎服、入丸散剂,也可酒浸。用时应注意,对有出血倾向者、孕妇等禁用。

何首乌

何首乌是常用的滋补强壮药物,我国大部分地区都有出产。自古以来就有常服何首乌可以乌须黑发、轻身延年的说法。何首乌采集后,经洗净,切片,晾干呈黄白色者为生首乌;经黑豆煮汁拌蒸,晒干后呈黑褐色者为制首乌。首乌味苦、甘、涩,性微温,入肝、肾经,含有卵磷脂、蒽醌类化合物、大黄甙、淀粉、粗脂肪及钙、铁、锌、锰、铜、锶、镍等微量元素。主要功效为补益精血、滋补肝肾、固肾乌发、润肠通便、解毒截疟等。现代药理研究证实,首乌有降血脂、降血压、镇静安神、抗心肌缺血、抗菌、保肝、抗衰老等作用。临床常用于治疗肝肾亏虚、须发早白、血虚头晕、腰膝酸软、筋骨酸痛、遗精、崩漏带下、久痢、久疟、慢性肝炎、痈肿、瘰疬、痔疮、肠燥便秘等病症。首乌使用时，可以水煎服，也可以熬膏、入丸散剂、酒浸，或外用。酒浸时，常与熟地、枸杞、牛膝等配伍使用。本品生用有润肠通便作用，故大便溏泻者不宜用；制品补力较强，故痰湿重者不宜用。

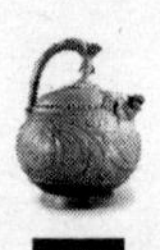

桑葚子

是桑树成熟的果实，可入药，民间也常作为食品。桑葚味甘，性凉，入肝、肾经。果实中含有芦丁、胡萝卜素、维生素A、维生素B、维生素C、蛋白质、糖、脂类、亚油酸、苹果酸、醇类、鞣质等成分，功能上既补肝肾之阴，又补血，同时可以生津润肠。临床主要用于治疗肝肾阴虚、阴虚血亏、头昏视糊、耳鸣、失眠、须发早白、消渴、便秘等病症。作药使用时，可以与首乌、女贞子、枸杞子、山药等配伍煎汤服用；也可以熬膏，如加蜂蜜制成桑葚膏，每服1～2汤匙，每日2次，可治头晕、早白头、视力减退等；亦常用来制成酒剂，如将桑葚捣汁，略煮沸后与米、曲共酿酒，每服1小杯，每日2次，有补益肝肾、清头明目的作用。市场上也有桑葚酒出售。

枸杞子

枸杞子味甘，性平，入肝、肾经，含有丰富的维生素（如维生素B_1、维生素B_2、维生素C）、胡萝卜素、烟酸、亚油酸、β－谷甾醇以及钙、磷、铁等微量元素。主要功能是补肝肾，明目；还可以降血糖，有保肝作用，久服可强筋健骨，益寿延年。临床多用于治疗肝肾精血不足引起的头晕眼花、耳鸣、遗精、腰膝酸软以及两目昏花、视力减退、迎风流泪等，也用于治疗慢性肝炎、糖尿病等。选购枸杞子时，应注意品质优劣，市场中常见伪品。产于宁夏、甘肃、青海、河北等地的品质较为正宗，以粒大肉厚、子小、色红、质柔润、糖分多、味甜者为佳。枸杞子的常见用法有水煮、酒浸、煮粥食疗、熬膏，以及入丸散剂等。酒浸时，可以单独浸酒，也可以配熟地、人参、灵芝等同浸，一般7天即可饮用。对脾胃虚弱的消化不良、便溏泻泄者宜慎用。

山药

山药为薯蓣科植物薯蓣的块根，有野生和栽培两种。以产于河南新乡（怀庆）地区的为最好，故称怀山药。山药不但是一味中药，鲜山药还常作为家庭餐桌上的蔬菜食用。本品味甘，性平，入肺、肾、脾经。含淀粉、糖蛋白、黏液质、胆碱、自由氨基酸、多酚氧化酶、维生素 C 等。主要功效为益气养阴、补益脾肺肾、固精止带。主治脾气虚弱，食少便溏、泄泻久痢、肺虚咳嗽、肾虚遗精、尿频、带下、消渴等症。山药平补气阴，且兼涩性，所以凡脾虚食少、体倦便溏、小儿消化不良之泄泻，以及妇女带下等均可用山药，常与人参（或党参）、白术、茯苓等同用，如参苓白术散。还常用于肺肾虚弱症，治肺虚咳喘，或肺肾两虚之久咳久喘，可与麦冬、五味子等配伍；治肾虚不固之遗精、尿频等，与山萸肉等合用，如六味地黄丸。山药有降血糖的作用，可与黄芪、生地、葛根、知母、天花粉等为伍。山药用于食疗，可以煲汤、煮粥；用于治疗，可以煎汤、研末、酒浸。如以山药、山萸肉、五味子、灵芝各 15 克，浸于 1000 克米酒中，10 天后即可饮服。每次 2～3 汤匙，每天 2 次。长期服用，有益肝肾、补心脾作用，适用于体虚、神经衰弱失眠、肝脾肾亏虚者。对湿盛中满或有积滞者应忌用本品，以免养阴而助湿。一般来说，山药不热不燥，补而不滞，主要用于补益脾胃，是一味培补脾胃性质平和的常用药，对于脾胃的阳虚、阴虚都可应用。居家可以作为药膳食疗用。

桑寄生

桑寄生味苦、甘，性平，入肝、肾经，具有祛风湿、补肝肾、强筋骨、安胎等功效。可以治疗风湿痹痛、腰膝酸痛、胎漏下血、胎动不安等病症。本药长于补肝肾，强筋骨，对于肝肾虚亏、腰膝酸痛者尤为适宜。桑寄生含有广寄生甙、槲皮素、芸香甙等化学成分，药理研究发现其有扩张心脏血管，增加冠状动脉血流及利尿等作

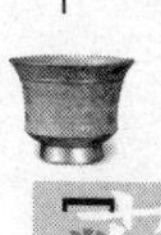

用。治风湿痹痛多与杜仲、牛膝、独活等合用;治胎动不安,可配阿胶、艾叶、杜仲等。

杜仲

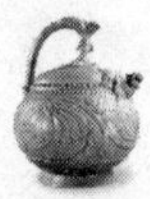

为杜仲科植物杜仲的树皮,以产于四川、云南、贵州等地者为好。杜仲含有杜仲胶、果胶、绿原酸、有机酸、维生素C、鞣质及微量生物碱等化学成分。现代药理研究发现其有降压、促进性腺发育、安胎、利尿、降血胆固醇、镇痛镇静等作用。本药性温味甘,入肝、肾经,有补益肝肾、强筋健骨、安胎等功效,主要用于腰膝酸痛、足膝痿弱、小便余沥不尽、胎漏欲堕、阴下湿痒等。本药是补肝肾、强筋骨的要药,老人久服,强身耐老。用时煎服或酒浸均可,如用杜仲50克,切碎,以米酒500克浸泡,每日饮服2~3次,每次2~3汤匙,可治疗久坐或劳累则发作、卧则痛减的肝肾不足引起的腰背酸痛。

独活

独活为伞形科植物毛当归、重齿毛当归、香大活等多种植物的根。主要化学成分有当归素、当归醇、佛手柑内酯、伞形花内酯、东莨菪素、当归酸、巴豆酸、棕榈酸、亚麻酸、植物甾醇、花椒毒素、挥发油等。其性温,味辛、苦,入肝、肾、膀胱经,是常用的祛风胜湿、散寒止痛中药,主要用于治疗风寒湿痹、腰膝酸痛、手脚拘挛疼痛、头痛牙痛,以及风寒感冒等病症。现代报道还用于治疗白癜风、银屑病等。本药善于祛风除湿,蠲痹止痛,其性下行,对腰以下之关节经络痹痛尤为适宜,对风寒湿邪阻痹肌肉关节,不论新久,均可应用。独活可煎汤服,也可浸酒服。常与防风、杜仲、桑寄生等配伍使用。因其性温,有化燥伤阴之弊,所以阴虚血燥者应慎用;虚风内动者忌用。

牛膝

牛膝是苋科植物牛膝的根,主产于河南,河北、山西、山东、江苏等地也有生产，以河南怀牛膝质量最好。牛膝味苦、酸，性平。入肝、肾二经。牛膝（根）含三萜皂甙，又含多种多糖和生物碱类及香豆精类化合物。主要功能为补肝肾，强筋骨，活血通经，引血（火）下行，利尿通淋。主治腰膝酸痛，下肢痿软，血滞经闭，痛经，产后血瘀胶痛，症瘕，胞衣不下，热淋，血淋，跌打损伤，痈肿恶疮，咽喉肿痛等，现代药理研究，表明其有镇痛，抗炎，短暂降压，利胆、促进子宫收缩，抗生育，降血糖、降脂、抗衰老等作用。故临床也有用于扩宫引产，治疗麻疹合并喉炎等。对中气下陷、脾虚泄泻，下元不固、梦遗滑精，月经过多患者及孕妇均禁服。

淫羊藿

淫羊藿是小檗科植物淫羊藿、箭叶淫羊藿、巫山淫羊藿、朝鲜淫羊藿、柔毛淫羊藿等的茎叶。主产于陕西、山西、安徽、河南、广西。淫羊藿味辛、甘，性温，入肾、肝二经。淫羊藿含淫羊藿黄酮甙、淫羊藿黄酮次甙Ⅰ，并含钾、钙等无机元素。主要功能为补肾壮阳，强筋健骨，祛风除湿。主治阳痿遗精，虚冷不育，尿频失禁，肾虚喘咳，腰膝酸痛，风湿痹痛，半身不遂，四肢不仁等。现代药理表明淫羊藿生品使小鼠睾丸、肛提肌重量明显降低，提示不仅无促性功能作用，且有抑制作用。而炮制品使小鼠血浆睾酮含量明显提高，睾丸和肛提肌增重，提示炮制品有促性功能作用。此外淫羊藿有抗衰老及抗病毒（Ⅱ型单纯型泡疹（SVⅡ））作用。现代临床用于治疗神经衰弱、慢性气管炎，高血压、冠心病、白细胞减少症等，本品对阴虚而相火易动者禁服。

五加皮

为细柱五加、无梗五加、刺五加的根皮，处方名又称南五加皮，主产于湖北、河南等地。五加皮味辛、苦，性温，入肝、肾、脾经。主要功能是祛风湿、强筋骨、利小便，可以治疗风湿痹痛、四肢痉挛、腰膝酸软、小儿行动发育迟缓、水肿等病症。现代药理研究表明，五加皮含有挥发油、鞣质、棕榈酸、亚麻仁油酸、维生素

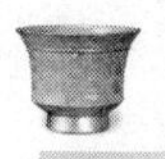

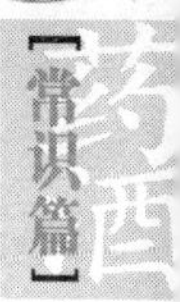

A、维生素 B_1 以及胡萝卜甾醇、强心甙、皂甙等，它还有抗炎、镇静、抗疲劳和抗菌等作用。五加皮可煎汤服用，也可浸酒，或入丸散；外用则捣烂外敷。市售有五加皮酒，就是用五加皮为主要原料制作成的药酒。

选购五加皮作药用时，应注意品种。现时市售的“五加皮”有南五加皮和北五加皮之区别。南五加皮即上述五加科植物，而北五加皮则为萝摩科植物杠柳的根皮，习惯上又称为香五加。此两者在功效上有所不同：南五加皮无毒，祛风湿、补肝肾、强筋骨的作用较强；北五加皮则有一定毒性，主要含强心甙，长于强心利尿，主要用于心衰所致的水肿、尿少等，不宜多服久服。

威灵仙

为毛茛科植物威灵仙的根，性温，味辛、咸，入膀胱经，有祛风湿、通经络、止痹痛、散癖积的功效，临床上主要用于治疗痛风、顽痹、腰膝酸痛、症瘕积聚、跌打损伤等病症。本药辛温，走窜力较强，通行十二经，善于散寒止痛通络，所以凡风湿、寒湿客于筋骨肌肉关节，而致肢体关节酸痛、屈伸不利、手足麻痹者均可应用。常与独活、桑寄生等配伍。威灵仙含有白头翁素、白头翁内酯、甾醇、糖类、皂甙、酚类、氨基酸等，现代药理报道其有增强食管平滑肌蠕动、降压、抗菌、镇痛等作用。此外，民间用威灵仙单味浓煎（亦可加醋少许），缓慢咽服，治疗鱼刺、鱼骨鲠卡喉咙，十分有效。本品煎服、酒浸均可。

木瓜

为蔷薇科植物木瓜的成熟果实，主产于安徽、四川、浙江、湖北等地，其中以安徽宣城出产者质量较佳，故处方常写“宣木瓜”。木瓜味酸、性温，归肝、脾经，其化学成分有皂甙、黄酮类、鞣质、维生素 C 以及苹果酸、枸橼酸等有机酸。现代药理研究还认为，木瓜有保护肝脏、降酶、改善肝功能和抗菌等作用。木瓜有较好的舒筋活络作用，而且能化湿浊，是治疗风湿痹痛的常用药，对筋脉拘挛者尤为要药。临床多与牛膝、白芍、桑枝等配伍应用。本药味酸，对胃酸多者不宜用。

鸡血藤

产于我国南方，以广西、福建、江西、云南、四川等地为多。因其植物的韧皮部有红褐色或黑棕色树脂状分泌物，故而得名。本药味苦、微甘，性温，主要功效为行血补血，舒筋活络。用于治疗月经不调、闭经、关节酸痛、手足麻木、风湿痹痛等。鸡血藤苦甘性温，既能活血，又能补血，且有舒筋活络之功。对上述诸证，无论血瘀、血虚，或血虚兼有瘀滞者，皆可适用。使用时，煎汤服或浸酒。

陈皮

陈皮为橘子的干皮，因药用以陈久者为佳，故称陈皮。本品含挥发油，其中主要为柠檬烯。此外，还含橙皮甙、新橙皮甙、柑橘素、黄酮化合物、枸橼酸、β-谷甾醇等。药理研究表明，其有抗胃溃疡、利胆、祛痰、平喘、增加心肌收缩力等作用。陈皮味辛、苦，性温，归脾、肺经。功能理气调中、燥湿化痰。主治脘腹胀满、不思饮食、恶心呕吐、咳嗽痰多，以及水气不化而头面肢体浮肿等症。常与半夏、茯苓、白术等配伍应用。本品性味辛苦温，能耗气助热，故气虚、阴虚内热、内有实热者，均须慎用。

五味子

五味子分北五味子和南五味子，药用其成熟果实。北五味子主产于黑龙江、吉林、辽宁、内蒙古、河北、山西等省；南五味子主产于我国西南地区和长江以南地区。两者外形相似，但南五味子果实较北五味子要小，外皮棕红色，干枯、肉薄，味较淡。临床应用以北五味子为佳。本品味酸、甘，性温，入肺、肾、肝经，富含柠檬酸、苹果酸、泛酸、糖类、挥发油、五味子素、维生素A、维生素C、树脂等化学成分，有敛肺滋肾、生津敛汗、涩精止泻、宁心安神等

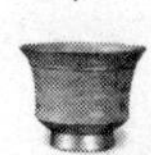

功效。主治久咳虚喘、梦遗滑精、遗尿、尿频、久泻不止、自汗、盗汗、伤津口渴、短气脉虚、内热消渴、心悸失眠等病症。本品酸涩，性温润，上能敛肺气，下可滋肾阴，故适用于肺虚久咳及肺肾不足之喘咳。也可用于肺寒咳嗽，但需配伍辛温宣散之品，如细辛、干姜等。酸能生津，又能敛汗，适用于口渴多汗之证，如生脉饮中即有五味子。本品还有保护肝脏的作用，常用于治疗病毒性肝炎。五味子浸酒常服对神经衰弱者有一定效果。如以北五味 100 克，浸泡于 1000 克米酒中，10 天后即可服用。每次 1 小杯，每天 1 次，可以治疗心悸、失眠、神经衰弱等。使用时注意，本品酸涩收敛，故外有表邪或内有热积滞者不宜服用。

石菖蒲

石菖蒲是天南星科植物石菖蒲的根茎。味辛、苦，性微温。入心、肝、脾经。有化痰开窍，化湿行气，祛风利痹，消肿止痛的功能。主治热病神昏，痰厥，健忘、耳鸣、耳聋，脘腹胀痛，噤口剂，风湿痹痛等病症。现代药理研究表明，石菖蒲含挥发油，内有 α－，β－及 γ－细辛脑，榄香脂素、细辛醛、百里香酸，肉豆蔻酸等，有镇静作用，抗惊厥作用，增强记忆及解痉，抗心律失常等作用，因此有临床报道用于治疗癫痫大发作，肺性脑病等。使用时对阴虚阳气，汗多，精滑者当慎用。

家庭常用药酒事典

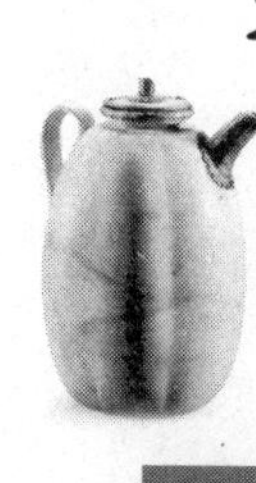

【应用篇】

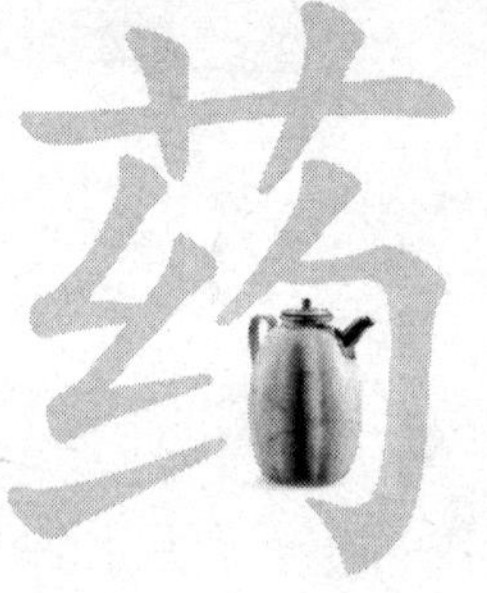
药

保健药酒方剂

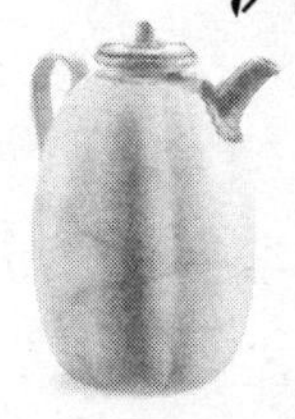

补益调养类

人参酒

[**药物组成**]白人参50g

[**功能主治**]补中益气,通治诸虚。对低血压、神经衰弱、失眠、疲倦、心悸、短气、阳痿等症均可适用。

[**用法用量**]每日晚餐时饮用10~30ml。

[**制备方法**]上药装入细口瓶中,加白酒(60°)500ml,封紧瓶口,每日振摇一次,15天后开始饮用,随饮随添加白酒保持约500ml。或以人参末同曲、米酿酒。

人参枸杞酒

[**药物组成**]人参30g　枸杞子150g　熟地100g　冰糖200g

[**功能主治**]大补元气,安神固脱,滋肝明目。适用于劳伤虚损、少食倦怠、惊悸健忘、头痛眩晕、阳痿、腰膝酸痛等症。

[**用法用量**]适量饮服。

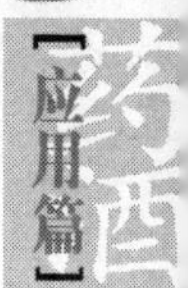

［**制备方法**］人参去芦头，用湿布润软后切片；枸杞除去杂质，装入纱布袋内，扎紧袋口；冰糖放入锅内，加适量清水，用文火烧至冰糖溶化，呈黄色时，趁热用纱布过滤，去渣留汁，将冰糖汁、纱布药袋放入2L白酒内，加盖封口，浸泡10～15天，每日翻动搅拌一次，泡至人参、枸杞颜色变淡，再用纱布滤去渣，静置澄清即成。

按：方中人参补气固脱，安神益智。现代药理表明，其能提高体力脑力劳动效率，有明显抗疲劳作用，所含某种皂甙对小鼠有镇静镇痛作用。熟地滋阴养血；枸杞子补肾益精，滋肝明目；冰糖补中益气，调和口味，所以本酒有益气安神、滋肝明目作用。

人参茯苓酒

［**药物组成**］人参30g　生地30g　茯苓30g　白术30g　白芍30g　当归30g　红曲面30g　川芎15g　桂圆肉120g

［**功能主治**］气血亏损，脾胃虚弱，形体消瘦，面色萎黄等均可适用。

［**用法用量**］每日适量徐徐饮服。

［**制备方法**］上药捣碎为粗末，装入布袋，放入净器中，用高粱酒2L浸4～5天，去渣加冰糖250g即可。

八珍酒

［**药物组成**］当归（全用，酒洗）90g　南芎30g　白芍（煨）60g　生地黄（酒洗）120g　人参（去芦）30g　白术（去芦，炒）90g　白茯苓（去皮）60g　粉草（炙）50g　五加皮（酒洗、晒干）240g　小肥红枣（去核）120g　核桃肉120g

［**功能主治**］和气血，养脏腑，调脾胃，解宿酲，强精神，悦颜色，除劳倦，补诸虚。

［**用法用量**］温饮，每日3次，每次一二小盅。

[**制备方法**]上药切片,装入绢袋内,用好糯米酒10L加热1.5小时,晾凉,将酒装入坛中,埋于地下5天后,取出过21天即可服用。

按:本方虽名八珍酒,但不同于八珍汤,而在八珍汤中加入五加皮、红枣、核桃肉。五加皮善祛风湿、壮筋骨。红枣健脾和胃,核桃肉温补肺肾,使本酒不但气血双补,并能祛风湿、除劳倦,强精神,悦颜色。

归圆酒

[**药物组成**]甘菊花60g　杞子120g　当归360g　龙眼肉360g

[**功能主治**]补益。

[**用法用量**]适量饮服。

[**制备方法**]上药加入白酒2L中,泡21天用。

仙灵固精酒(原名"仙灵酒")

[**药物组成**]淫羊藿(去毛边,羯羊油炒黑)120g　金樱子(去子)500g　牛膝30g　归身30g　川芎30g　巴戟30g　菟丝子60g　小茴香(炒)30g　故纸(炒)60g　官桂30g　杜仲(姜炒)30g　沉香15g

[**功能主治**]壮阳固精,健筋骨,补精髓,广嗣延年,中年以后血气不足者,宜服;并治下元痼冷,腰膝无力,阳道不举,梦泄遗精。

[**用法用量**]随性饮服。

[**制备方法**]绢袋盛药,加好白酒10L,隔水蒸3小时,晾凉,装入酒坛中,埋于地下3天,分80小瓶以泥封口。

[**注意事项**]阴虚火旺者慎用。

按:本方淫羊藿补肾壮阳为君,其他小茴香、破故纸、官桂等也均为温补药,故适宜于下元虚冷、肾阳不足的体质,如平时咽干口燥,舌红脉数者为肾阴不足,则不宜用本方进补。

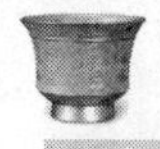

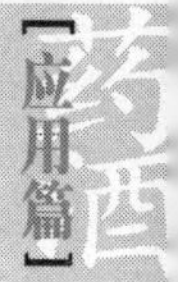

仙灵橘皮酒(原名“仙灵脾酒”)

[**药物组成**]仙灵脾(锉,鹅脂一两炒)180g　陈橘皮(汤浸,去白,焙)15g　连皮大腹(锉)　槟榔(锉)各3枚　黑豆皮30g　桂(去粗皮)3g　豉30g　生姜1.5g　葱白(切)3根

[**功能主治**]补精益气。

[**用法用量**]早、夜各空腹服1盅。

[**制备方法**]上药锉碎,用绢袋盛,加白酒1.5L浸泡,挂药不使其到底,隔水蒸1小时,取出冷却即可。

[**注意事项**]服此酒后,紫霄花散煎汤淋浴。

三仙延寿酒

[**药物组成**]上好堆花烧酒3Kg　龙眼肉500g　桂花120g　白糖240g

[**功能主治**]滋补,延寿。

[**用法用量**]适量饮服。

[**制备方法**]将龙眼肉、桂花、白糖加入烧酒中,封固经年,愈久愈好。

山芋酒

[**药物组成**]山药500g　酥油90g　莲肉90g　冰片0.15g

[**功能主治**]养生保健。

[**用法用量**]每次以酒一壶,投药一丸,加热服。

[**制备方法**]上药同研,制成丸。

万寿药酒

[**药物组成**]红枣1000g　石菖蒲30g　川郁金30g　全当归60g　五加皮　陈皮　茯神　牛膝　麦冬各30g　红花15g

[**功能主治**]延年益寿。

[**用法用量**]适量饮服。

[**制备方法**]用烧酒12L,绢袋盛药入坛内,煮1小时,晾凉,入土数日,退火取饮即成。

按:本方菖蒲、郁金、当归、五加皮、红花、陈皮等均为理气活血药,体现了中医气血流畅,百病不生的学术思想。

生石斛酒

[**药物组成**]生石斛(捣碎)90g 牛膝30g 杜仲30g 丹参30g 生地黄(切,曝令干)90g

[**功能主治**]利关节,坚筋骨,强健悦泽。适用于风痹脚弱,腰胯疼冷。

[**用法用量**]饭前温服10ml,日服3次夜服1次,逐渐加至20ml。

[**制备方法**]上药切碎,盛入绢袋,加白酒1000ml入器中浸7天即成。

[**注意事项**]忌食芜荑。

按:生石斛酒适合老年性风湿性关节炎和产后关节炎,因体弱而引起的肢体乏力或疼痛亦有一定的疗效。

回春酒

[**药物组成**]人参30g 荔枝肉1000g

[**功能主治**]补元气、益精神,凡体质虚弱、精神不振者,尤其是老年人可服用。

[**用法用量**]每日早、晚各饮1~2盅。

[**制备方法**]将人参切成薄片,荔枝去核,装入绢袋内,用好白酒2.5L浸泡,封固,3日后可使用。

[**注意事项**]因该酒性质偏温,有虚火者不宜饮用。

按:据文献记载,该酒尚有改善老年人性功能作用。方中荔枝是一种美味水果,具有益血、生津、益智宁心的作用,并略有助阳之功。

杞圆酒

[**药物组成**]枸杞子 375g　蔗糖 2,500g　龙眼肉 500g

[**功能主治**]滋养补血,明目安神。用于血虚体弱,精神萎靡。

[**用法用量**]口服,每次 15 ~ 30ml,每日 2 次。

[**制备方法**]用 2.5L 白酒常规浸渍法。

杞圆药酒

[**药物组成**]牛膝 90g　杜仲 90g　五加皮 90g　枸杞子 120g　桂圆肉 120g　大枣 500g　大生地 120g　归身 120g　红花 30g　白糖 1kg　蜂蜜 1kg　甘草 30g　银花 90g

[**功能主治**]滋补肝肾、强壮筋骨、活血养神。适用于肝肾精血不足、腰膝少力,或筋骨不利、头晕、目暗、心悸、失眠等症。

[**用法用量**]每日饮 1 盅,不可过量饮用。

[**制备方法**]以水煎药取浓汁,再兑入酒 7.5L,也可按一般热浸法制取。

按:该方用药平和,体质偏于肝肾虚弱者,无明显症状,也可使用。

杞蓉药酒

[**药物组成**]枸杞子 403g　肉苁蓉 72g　首乌 197g　牛膝 72g　茯苓 72g　当归 72g　补骨脂 72g　红花 45g　麦冬 10g　栀子 10g　红曲 9g

[**功能主治**]补益肝肾,养血明目。用于肝肾两虚,头晕目花,腰膝酸痛。

[**用法用量**]口服,每次 10 ~ 16ml,一日 2 次。

[**制备方法**]将肉苁蓉、首乌分别加水煎煮 2 次(依次为 2 小时、1 小时)。合并煎液,滤过,浓缩至比重 1:15 ~ 1:20 的清膏,加入白酒 966ml,搅匀,静置,滤过,备用。

余药除红花、枸杞、红曲外，均研成粗粉，再与红花等三味混匀，用白酒8L渗漉。

将煎液与渗漉液混合，静置，滤过，分装。

[**注意事项**]高血压患者忌服。

百益长春酒

[**药物组成**]党参90g　於术60g　茯苓90g　生地90g　白芍60g　当归60g　川芎30g　木樨花250g　桂圆肉250g　福红曲60g

[**功能主治**]凡人虚损劳伤，筋骨疼痛或半身不遂或左瘫右痪皆由气血两亏、营卫失常所致者，久服此酒则气血充足，百体受益，长春可保。

[**用法用量**]适量久服。

[**制备方法**]上药同研成粗末，用绢袋盛，用高粱酒15L，浸数日，约四五日时，滤清加冰糖1.5kg饮服。

冬青子酒

[**药物组成**]女贞子450g

[**功能主治**]滋补肝肾，明目乌须，延年益寿。适用于肝肾阴虚，腰酸，头晕耳鸣，须发早白，视物不明等症。

[**用法用量**]适量饮服。

[**制备方法**]以女贞子加1.5L白酒浸泡7日后使用。

按：在中药里，有两种冬青子，名同而实异。一种是木樨科植物女贞的果实，该药常称做女贞子；另一种是冬青科植物冬青的果实。前者甘苦性凉，为清补之品，可滋阴补肾，养阴明目；后者也是甘苦性凉之药，但以祛风补虚为其功效。两药都可用来制备药酒。本方所载冬青子酒，使用的是木樨科女贞的果实，即女贞子。据现代药理研究，女贞子所含的齐墩果酸（柳得洛甙），具有消除疲劳的作用，女贞子的醇制剂能明显对抗化疗时的白细胞下降，具有升高白细胞的作用，女贞子还可增加心脏冠脉血流量，并具有一定的抗癌作用。《医便》冬青子酒的补益延年作用，与女贞子上述药理作用有一定关系。

延寿酒

[**药物组成**]黄精 30g　苍术 30g　天门冬 20g　松叶 40g　枸杞子 30g

[**功能主治**]补虚延年，主疗体倦乏力，饮食减少，头晕目眩，腰膝不利。

[**用法用量**]每日早、晚空腹温饮 1～2 小杯。

[**制备方法**]上五味药均捣碎，置瓶中，加醇酒 1.5L，浸 7 日，开取，去渣备用。

延寿获嗣酒

[**药物组成**]生地 360g　覆盆子　山药　芡实　茯神　柏子仁　沙苑　萸肉　肉苁蓉　麦冬　牛膝各 120g　鹿茸一对　龙眼肉 250g　核桃肉 250g

[**功能主治**]添精益髓，乌须明目，聪耳延年，补真阴。凡男女或素性弱不耐风寒劳役，或思虑太过，致耗气血，或半身不遂，手足痿痹，或精元虚冷，久而不孕，及孕而多女，或频堕胎均可服用。

[**用法用量**]每晚男女各饮 4～5 小盅，勿令醉。

[**制备方法**]上药用白酒 10L，同入缸内，浸 7 天取起，勿令泄气。

[**注意事项**]饮服期间忌房事月余。

参茸酒Ⅰ

[**药物组成**]人参 60g　鹿茸 30g　防风 3g　鳖甲 3g　萆薢 3g　羌活 3g　川牛膝 3g　独活 3g　杜仲 3g　白术 3g　玉竹 3g　当归 6g　秦艽 6g　红花 6g　枸杞子 6g　丁香 2g

[**功能主治**]温阳益气，育阴和血，祛风除湿。

[**用法用量**]每次1小盅,每日1~2次。

[**制备方法**]用多年贮存的陈烧酒10L,将药料入酒内封固,存数年,将药料滤出,加入冰糖120g、烧酒1L,兑好后饮用。

参茸酒Ⅱ

[**药物组成**]白酒8L　白糖800g　菟丝子60g　牛膝40g　熟地黄40g　肉苁蓉40g　鹿茸20g　人参20g　附子(制)20g　黄芪20g　五味子20g　茯苓20g　山药20g　当归20g　龙骨20g　远志(制)20g　红曲10g(制成919ml)

[**功能主治**]滋补强壮,助气固精。用于气血亏损,腰酸腿痛,手足寒冷,梦遗滑精,妇女血亏,血寒,带下淋漓,四肢无力,行步艰难。

[**用法用量**]口服。一次10~15ml,每日2次。

[**注意事项**]孕妇忌服。

按:方中菟丝子、肉苁蓉、鹿茸、牛膝、附子温补肝肾,人参、黄芪、茯苓、山药益气健脾,熟地、当归养血,五味子、龙骨、远志宁心安神,全方补五脏,益气血,适用于年迈体虚者。

菊杞调元酒

[**药物组成**]甘菊花(去茎)90g　枸杞子(去蒂)90g　巴戟天(去心)90g　肉苁蓉90g

[**功能主治**]治疗筋骨酸痛,下元虚冷。

[**用法用量**]每日早、晚各1次,空腹温饮。

[**制备方法**]上药捣成粗末,装入布袋,置于净器中,用酒2L浸之,封口,经7天后,再添冷开水1.5L即可。

地黄枸杞酒(原名"地黄醴")

[**药物组成**]大熟地(晒干)240g　枸杞(用肥极者,烘燥以去润气)120g　沉香(或用白檀三钱亦可)3g

[**功能主治**]治男女精血不足,营卫不充。

[**用法用量**]适量饮服。

[**制备方法**]上药用高度烧酒10倍浸之,不必煮,浸10天后饮服,服完再加酒3L,浸半月再用。

按:李杲曰:"沉香,能养诸气,用为使,最相宜。"沉香在本方中,补肾调中,引药入经,并使全方补而不滞,滋而不腻,由此可见古人用药动静相合的涵义。

西洋参酒

[**药物组成**]西洋参

[**功能主治**]补肺阴,清虚火,生精液,除烦倦,养血益气。

[**用法用量**]适量饮服。

延龄酒

[**药物组成**]枸杞子240g　龙眼肉120g　当归60g　白术(炒)30g　大黑豆250g

[**功能主治**]延年益寿。

[**用法用量**]适量饮服。

[**制备方法**]上药用绢袋盛,浸入好黄酒7.5L中,7天后饮用。

按:枸杞子滋肝肾,龙眼肉益心脾,当归补血,白术益气,大黑豆中含有丰富的蛋白质、脂肪、碳水化合物、维生素B_1、维生素B_2、烟酸等营养物质,故合方能滋补五脏气血而延年益寿。

还童酒

[**药物组成**]熟地90g　生地120g　全当归120g　川萆薢60g

羌活 30g　独活 30g　怀牛膝 60g　秦艽 90g　苍术 60g　广皮 60g　川断 60g　麦冬 90g　枸杞 60g　川桂皮 15g　小茴香 30g　乌药 30g　丹皮 60g　宣木瓜 60g　五加皮 120g

[**功能主治**]补肝肾，强筋骨，养阴血，祛风湿。适用于老年人因肝肾不足，气血虚弱，感受风寒湿邪，使经络闭阻，气血运行不畅，以致关节疼痛，筋骨无力，步履不便者。

[**用法用量**]每日早、晚各饮 2 小盅。

[**制备方法**]上药装入绢袋，浸于 10L 陈酒中，酒坛封固，隔水加热 1.5 小时，然后晾凉，将酒坛埋于地下 7 天后饮用。

按：该药酒在配伍上，较注意补阴养血药的运用，因而适用于风湿筋骨不利，兼有面色不华等阴血不足现象者；由于能使老人恢复运动功能，故称为还童酒。

鸡血藤酒

[**药物组成**]鸡血藤胶 250g(或鸡血藤片 400g)

[**功能主治**]补血活血，舒筋通络。

[**用法用量**]每日早、晚各 1 次，每次空腹温饮 1～2 杯。

[**制备方法**]上药置干净瓶中，用醇酒 1L 浸之，封口，经 7 天后开取。

何首乌酒

[**药物组成**]何首乌

[**功能主治**]补肝肾，益精血。常用于阴虚血枯，须发早白，筋骨不健及失眠。

[**用法用量**]每日 1～2 次。

[**制备方法**]上药制成碎块，用酒浸泡 3 日即成。

灵芝酒

[**药物组成**]灵芝

[**功能主治**]滋补强壮,助消化。治疗冠心病、心绞痛、神经衰弱、老年慢性气管炎、肝炎等,对体弱老人可久服。

[**用法用量**]每日1~2次,每次半小杯(约5ml)。

[**制备方法**]取灵芝切碎,用酒浸泡15日以上即可。

苁蓉强壮酒

[**药物组成**]肉苁蓉50g　川牛膝40g　菟丝子20g　制附子20g　椒仁30g　肉豆蔻仁20g　补骨脂(炒香)25g　楮实25g　巴戟天(炒黄)30g　木香15g　鹿茸(去毛,酥炙)10g　肉桂20g　蛇床子15g　炮姜20g

[**功能主治**]肝肾虚损,腹部、胸胁疼痛,下元虚冷。

[**用法用量**]每日早、晚各1次,每次空腹温饮1~2小杯。

[**制备方法**]上药捣碎细,装入白布包,于净器中,用醇酒1.5L浸泡,封口,春夏季浸泡5天,秋冬季浸泡7天后开取。

补气养血酒

[**药物组成**]破故纸30g　熟地30g　生地30g　天冬30g　麦冬30g　人参30g　当归30g　川芎30g　白芍30g　云茯苓30g　柏子仁30g　砂仁30g　石菖蒲30g　远志30g　木香15g

[**功能主治**]补气血,养心肾,健脾胃,益老人。适用于气血不足,心脾虚弱,怔忡健忘,头目昏花。

[**用法用量**]每日不拘时温饮10~20ml。

[**制备方法**]上药捣碎,装入白布袋,置于瓦器中,浸入好酒2L,放火上煮熟,去渣,候冷,收贮备用。

补益酒

[**药物组成**]肉苁蓉90g　肉豆蔻15g　山萸肉45g　丹砂(细研为末,另包)10g

[**功能主治**]肝肾虚损,腰脚软弱,头昏目眩,神志恍惚。

[**用法用量**]每日早、晚空腹温饮1～2小盅。

[**制备方法**]前三味药捣碎，拌入丹砂，置于瓶中，用好酒1L浸泡，封口，浸7天后开取。

人参姜蜜酒(原名"人参酒")

[**药物组成**]人参　新鲜老姜各80g　蜂蜜100g　米酒1800ml

[**功能主治**]大补养身。

[**用法用量**]适量饮服。

[**制备方法**]将整枝人参和生姜片浸入米酒中，并倒入蜂蜜，3周后即可饮用。2个月后味减，原料不必取出可连续泡制。

周公百岁酒

[**药物组成**]黄芪60g　肉桂18g　全当归36g　生地36g　白茯神60g　熟地36g　西党参30g　白术30g　麦冬30g　茯苓30g　五味子24g　陈皮30g　净萸肉30g　杞子30g　川芎30g　防风30g　龟版胶30g　羌活18g

[**功能主治**]善治气弱阳衰，亡血失精并诸风瘫痪不能屈伸及一切五劳七伤诸虚百损等症。

[**用法用量**]适量饮服。

[**制备方法**]上药捣碎成粗末，装入白布袋，浸高梁酒10L即可。

参茸补血酒

[**药物组成**]党参240g　人参16g　鹿茸16g　三七(熟)8g　熟地黄240g　白术(麸炒)160g　茯苓160g　当归160g　白芍(炒)160g　川芎80g　肉桂80g　黄芪(蜜制)240g　甘草(蜜制)80g　白酒16L

[**功能主治**]壮肾阳，益精血，强筋骨。用于心肾阳虚，气血两亏，腰脊酸软，精神疲乏，头昏耳鸣，盗汗遗精，子宫虚寒，崩漏带下。

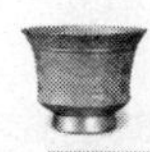

[**用法用量**]口服。一次 10ml,每日 2 次。

[**注意事项**]伤风感冒忌用。

怡神酒

[**药物组成**]烧酒 1 坛　糯米糖 1kg　绿豆 1kg　木香(为末)6g

[**功能主治**]愉悦精神。

[**用法用量**]适量饮服。

[**制备方法**]上药浸于烧酒中,久浸为佳。

按：木香，现代报道有解痉降压作用，古人为治气之总药。强志者，芳香之气足以振刷精神也（见《本草正义》）。绿豆清热解毒，久服无枯人之忌，加糖可和中。烧酒壮神，使之显有愉悦精神的功效。本方配伍的深入研究，对加深中医的理解有一定帮助。

茯苓酒

[**药物组成**]茯苓

[**功能主治**]强壮筋骨,延年益寿。治疗虚劳,头风虚眩。

[**用法用量**]适量饮服。

[**制备方法**]茯苓依法酿酒。或茯苓研粉,同曲、米酿酒同浸。

参桂养荣酒

[**药物组成**]党参 320g　蔗糖 1600g　肉桂 50g　白酒 16L　红曲 50g

[**功能主治**]补中益气,散寒止痛。用于气血虚亏,腰膝冷痛。

[**用法用量**]口服。一次 15 ~30ml,每日 2 次。

薯蓣酒

[**药物组成**]薯蓣(山药)250g　黄酒 1. 5L　蜂蜜适量

[**功能主治**]益精髓,壮脾胃,祛风除湿。适用于因脾肾不足,肌肉失荣,又因风邪而引起的风眩、口动、眼挛(口眼搐

动)，脚膝顽痹无力，小便频数等症。

[**用法用量**] 每日 2 次，早、晚服食，每次 30 ~ 50g。

[**制备方法**] 将山药去皮，洗净，黄酒放入锅内，用中火煮沸后，放山药，并继续不断加黄酒，至黄酒添尽，山药熟，将山药取出，再加蜂蜜拌匀即成。或以山药粉同曲、米酿酒也可。

按：山药即可佐餐，又可入药，价廉而物美，祖国医学作为健脾、补肺、益肾的良药，主要含有糖蛋白、氨基酸、维生素 C、淀粉、胆碱等成分、久服益气力，长肌肉，使人耳目聪明。

参杞酒

[**药物组成**] 枸杞子汁 100g　地黄汁 100g　麦门冬汁 50g　杏仁(去皮、壳)30g　人参 20g　白茯苓 30g

[**功能主治**] 益精固髓，滋阴明目，润五脏，久服延年。

[**用法用量**] 每日早、晚各 1 次，饭前温饮 10ml。

[**制备方法**] 上六味，先将后三味捣碎，同前三味贮于瓶中，用酒 1.5L 浸泡，封口，浸泡 7 天后开取，去渣备用。

桂圆醴

[**药物组成**] 桂圆肉 200g

[**功能主治**] 温补心脾，助精神。适用于体质虚弱、失眠、健忘、惊悸等症。

[**用法用量**] 每日 2 次，每次 10 ~ 20ml。

[**制备方法**] 上药放在细口瓶内，加入白酒(60°)约 400ml，密封瓶口，每日振摇一次，半月后可饮。

按：桂圆肉又名龙眼肉，是传统的补益良药，且味道甜美，能健脾胃，安心神，补气血，其中含有葡萄糖、蔗糖、蛋白质、脂肪等物质，久服使人气血充盈，精神大振，并能益智安神，但性温，内有痰火及湿滞停饮者忌服。

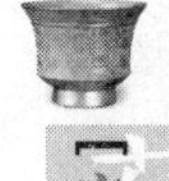

首乌酒

[**药物组成**]制首乌150g　生地黄150g　白酒5L

[**功能主治**]补益肝肾，调和气血。适用于肝肾阴虚，神经衰弱、腰膝酸软。

[**用法用量**]适量温服。

[**制备方法**]将首乌择净杂质，洗净，用温水闷软，切成约1厘米见方的丁；生地黄淘洗后切成薄片，晾干水气。将首乌、生地黄放入酒坛内，再将白酒缓缓倒入酒坛内，搅匀后，封严坛口。每隔3天开坛搅拌一次，约10～15天后即可开坛，滤去药渣饮服。

按：祖国医学认为何首乌补肝肾，益精血，悦颜色，服之延年益寿。生地黄滋阴养血，有降血糖、降血压、强心等作用，两药同用，起到补益保健作用。

春寿酒

[**药物组成**]天门冬　麦门冬　熟地　生地　山药　莲肉　红枣各等分

[**功能主治**]养阴，固肾，健脾。适用于阴虚精少并兼有脾弱所致的腰酸、须发早白、神志不宁、食少等症。

[**用法用量**]适量饮服。

[**制备方法**]将上药混匀，每210g混匀的药剂加酒2.5kg，使用热浸法制取。

按：春酒，是指冬季酿制，经春而成的酒。《诗经》中有"为此春酒，以介眉寿。"所谓眉寿，即长寿，因为人到老年，眉上会长出长眉毛，叫秀眉，故称长寿为眉寿。春寿酒这个名字，即有延年祛老之意。

神仙延寿酒

[**药物组成**]生地黄60g　熟地黄60g　天门冬(去心)60g　麦门

冬(去心)60g　当归60g　牛膝(去芦,酒洗)60g　杜仲(去皮,酒和姜汁炒)60g　小茴香(盐酒炒)60g　巴戟(水泡,去心)60g　枸杞子60g　肉苁蓉60g　破故纸(炒)60g　木香15g　砂仁30g　南芎60g　白芍(煨)90g　知母(去毛,酒炒)60g　石菖蒲15g　柏子仁15g　远志(甘草、水泡,去心)30g

[**功能主治**]和气血,养脏腑,调脾胃,解宿醒,强精神,润容颜,除劳倦,补诸虚。

[**用法用量**]适量饮服。

[**制备方法**]绢袋盛药放入坛内,用黄酒30L煮3小时取出药袋,晾凉后埋土中3天,取出饮服。

健步酒

[**药物组成**]生羊肠(洗净,晾燥)1具　龙眼肉　沙苑蒺藜(隔纸微焙)　生苡仁(淘净,晒燥)　仙灵脾(以铜刀去边毛)　真仙茅各120g

[**功能主治**]健步温阳。下部虚寒者宜服。

[**用法用量**]适量饮服。

[**制备方法**]上共六味,用滴花烧酒10L,浸7天后饮服。

益肾明目酒

[**药物组成**]覆盆子(去梗)50g　巴戟天(穿心,紫者去心)35g　肉苁蓉(酒浸,去皱皮)35g　远志(去心)35克　川牛膝35g　五味子35g　续断35g　山萸肉(去核)30g

[**功能主治**]肝肾虚损,耳聋目昏,腰酸腿困,神疲乏力。

[**用法用量**]每日早、晚各1次,每次空腹温服10~15ml,久服更好。

[**制备方法**]上药捣碎为粗末,用夏白布袋盛,置于净器中,用醇酒1L浸之,密封口,春夏季浸5天,秋冬季浸7天,然后

添冷开水1kg,合而备用。

益肾酒

[**药物组成**]牛膝　苁蓉

[**功能主治**]补肾。

[**用法用量**]适量饮服。

[**制备方法**]上药酒浸泡后饮服。

桑葚酒

[**药物组成**]桑葚5kg　大米3kg　酒曲适量

[**功能主治**]补肝肾,明耳目,抗衰老。适用于肝肾不足之耳鸣耳聋,视物昏花等衰老征象。

[**用法用量**]每次4汤匙,用开水冲服,或置锅加水适量煮食。

[**制备方法**]将桑葚捣汁煮过,大米煮半熟沥干,与桑葚汁液拌和,蒸煮后下酒曲适量拌匀,装入瓦坛内,将瓦坛放在周围盛有棉花或稻草的箱子里发酵,根据季节气温不同,直到味甜可口取出食用。

按:中医认为耳目失聪往往是肝肾亏损而致。桑葚补肝肾以明耳目。现代研究发现,桑葚中含有糖、鞣酸、苹果酸、维生素B_1、维生素B_2、维生素C、胡萝卜素、亚油酸等人体必需的营养物质,久服可延缓衰老,延年益寿。

养荣酒

[**药物组成**]白茯苓50g　甘菊花50g　石菖蒲50g　天门冬50g　白术50g　生黄精50g　生地黄50g　人参30g　肉桂30g　牛膝30g

[**功能主治**]适用于体质衰弱,身倦乏力,形容憔悴。

[**用法用量**]每日早、晚各1次,每次空腹温饮1小盅。

[**制备方法**]上药捣成细末,用白布包贮,置净器中,用醇酒1.5L浸泡,春夏季浸5天,秋冬季浸7天,开取,去渣备用。

益智酒

[**药物组成**]益智仁。

[**功能主治**]补肾。

[**用法用量**]适量饮服。

[**制备方法**]上药为末,用好酒浸两宿,去药渣。

[**注意事项**]舌红口渴、阴虚火旺,或因热而患遗滑崩带者忌服。

健阳酒

[**药物组成**]当归9g　枸杞子9g　破故纸9g

[**功能主治**]补肾助阳,温益精血。适用于肾阳虚及精血不足,腰痛、遗精、头晕、视力下降等症。

[**用法用量**]适量饮服。

[**制备方法**]上药切片,用净布袋装好,用1L好烧酒浸泡,容器封固,隔水加热半小时,取出容器静置24小时,次日即可饮用。

按:破故纸补肾助阳,温中止泻,纳气平喘;当归补血活血;枸杞子补肝肾、益精明目;酒可温通血脉。所以健阳酒是一种较为平和的温补药酒。

党参酒

[**药物组成**]老条党参(粗大者连须)1只

[**功能主治**]补中益气,生津养血。适用于脾虚泄泻,肢冷,四肢无力,食欲不佳,肺虚气喘息短,声音低微,懒言短气,血虚萎黄,头晕心悸,热性病津液耗伤,口渴等症。

[**用法用量**]适量饮服,佐膳更佳。

[**制备方法**]将党参拍出裂缝,置于净瓶中,用酒500ml浸之,封口,7天后开取。

[**注意事项**]表证未解、中满邪实者勿用。

桑葚柠檬酒(原名"桑葚酒")

[**药物组成**]桑葚1000g 柠檬5个 白糖100g 米酒1800ml

[**功能主治**]补血养阴。

[**用法用量**]适量饮服。

[**制备方法**]将桑葚洗净晒干,柠檬去皮切开,一同浸入米酒中,10天后即可饮用。2个月后即成,此时将酒过滤,取出桑葚。

鹿茸酒

[**药物组成**]鹿茸片

[**功能主治**]壮元阳,补气血,益精髓,强筋骨。适用于虚劳体瘦、精神倦乏无力,肝肾虚而致眩晕耳聋、目眩、腰膝酸痛等。

[**用法用量**]每日2次,每次半小杯。

[**制备方法**]取适量鹿茸片,用白酒浸泡10日以上备用。

按:鹿茸具有强心、降压作用,是一味良好的全身强壮剂,可以提高机体的工作能力,改善睡眠和食欲等。

秘传三意酒

[**药物组成**]枸杞子500g 生地黄500g 大麻子300g

[**功能主治**]滋阴补血,清热生津,润肠活血。适用于阴虚血少,头晕口干,大便干燥等。

[**用法用量**]适量饮服。

[**制备方法**]上药切片,以绢袋盛,白酒3.5L浸泡7天以上,过滤后备用。

吴棹仙精神药酒

[**药物组成**]东北人参150g 干地黄150g 甘枸杞150g 淫羊藿90g 沙苑蒺藜90g 母丁香90g 沉香3g 远志肉

3g　荔枝核7枚

[**功能主治**]补益虚损,对年过半百,肝肾不足,气血虚弱,不能长久坚持工作者,能使精神倍增。

[**用法用量**]每天1次,每次10ml,徐徐呷服。

[**制备方法**]将上药去掉杂质和灰尘,以高粱白酒(60°)1L,泡浸45天,即可饮用。

[**注意事项**]青壮年及阴虚肝旺者禁服。

按:本方以阴寒辛温之品配伍,凉而不腻,温而不燥,互相制约,阴阳协调,服之能使精神焕发,延年益寿。

菊花延年酒(原名"菊花酒")

[**药物组成**]菊花150g　生地黄150g　枸杞子90g

[**功能主治**]强壮筋骨,补益精髓,延年益寿。

[**用法用量**]每次温饮1小杯,每日共3小杯。

[**制备方法**]上药捣碎,用白酒1.5L,浸7天后饮用。

大补药酒

[**药物组成**]党参100g　黄芪(蜜制)100g　山药100g　白术(炒)100g　白芍(炒)80g　甘草(蜜制)40g　当归100g　茯苓100g　杜仲(盐制)100g　川芎40g　黄精(制)280g　蔗糖3.2kg　玉竹(制)280g　白酒32L

[**功能主治**]益气补血。用于气血两亏,倦怠乏力。

[**用法用量**]口服。一次10~15ml,一日2~3次,温服。

[**注意事项**]孕妇忌服。

女贞皮酒

[**药物组成**]女贞皮

[**功能主治**]补虚健腰膝。

[**用法用量**]适量煮服。

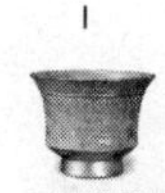

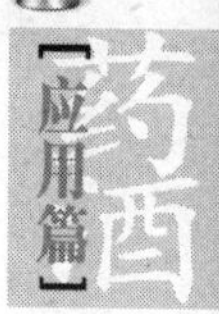

[**制备方法**]上药切片，浸酒饮用。

菊花明目酒（原名“菊花酒”）

[**药物组成**]甘菊30g　干地黄10g　当归10g　枸杞子20g　白酒500ml

[**功能主治**]滋阴血，补肝肾，聪耳明目，延缓衰老。适用于阴血不足，肝脉失荣而引起的头晕头痛、耳鸣目眩、夜寐不酣、多梦易倦，手足震颤等。

[**用法用量**]每日中午、晚上、睡前饮用1小盅。

[**制备方法**]将菊花去蒂，洗净，地黄、当归、枸杞子洗净，一起装入纱布袋内，扎紧袋口。将白酒、纱布药袋放入酒瓶内，盖好盖，封口，浸泡7天即成。

按：本方杞、菊滋肝明目，地黄、当归益阴养血，所以对阴血不足的病人尤适宜。

康壮酒

[**药物组成**]枸杞子45g　炒陈曲45g　甘菊花45g　熟地黄45g　肉桂45g　肉苁蓉30g

[**功能主治**]治疗肝肾不足，须发早白，身疲乏力，腰膝软弱。

[**用法用量**]不拘时，适量饮服。

[**制备方法**]上六味，捣碎为粗末，用白布袋盛，置于净瓶中，用醇酒1.5L浸之，春夏季浸5天，秋冬季浸7天后开口，再加冷开水1L，令均匀，备用。

黄精门冬酒（原名“黄精酒”）

[**药物组成**]黄精120g　天门冬（去心）90g　白术120g　松叶180g　枸杞根90g

[**功能主治**]强壮筋骨，补益精髓，延年补养。使发白再黑，齿落更生。主万病。

[**用法用量**]适量饮服。

［**制备方法**］上药薄切装入绢袋，浸于2.5L白酒中，浸7天后，去渣饮用。

［**注意事项**］饮服期间忌食桃、李、雀肉。

菖蒲酒

［**药物组成**］菖蒲100g

［**功能主治**］通血脉、调荣卫，延年益寿。治骨痿，久服则颜色丰足，气力倍常，耳目聪明，行及奔马，发白更黑，齿落更生，昼夜有光。

［**用法用量**］每次温饮1小盅，每日3次。

［**制备方法**］上药薄切，晒干，装入绢袋，用白酒1L，入坛中，密封口，百日而饮用。

按：《本经》言菖蒲有“开心孔，补五脏，通九窍，明耳目，出音声”的作用。后世认为主要是取菖蒲利气通窍的功效。

天门冬酒

［**药物组成**］天门冬150g

［**功能主治**］补五脏，调六腑，和血脉，令人无病，延年轻身，齿落更生，发白更黑。

［**用法用量**］每日饮10～15ml，每日2次。

［**制备方法**］上药用1L白酒浸7天后服用。

［**注意事项**］服酒期间忌生冷、醋滑、鸡、猪、鱼、蒜，特忌鲤鱼，亦忌油腻。

按：《神农本草经》把天门冬归入上品，认为久服可以“轻身，益气，延年”，《千金要方》更称其能“齿落更生，发白更黑”。

黄精酒

［**药物组成**］黄精（细切）200g

[**功能主治**]补益延年。

[**用法用量**]每日温饮一二盅。

[**制备方法**]上药入白酒1L,浸7天后服用。

滋阴百补药酒

[**药物组成**]熟地90g 生地90g 制首乌90g 枸杞子90g 沙苑子90g 鹿角胶90g 当归75g 胡桃肉75g 桂圆肉75g 肉苁蓉60g 白芍药60g 人参60g 牛膝60g 白术60g 玉竹60g 龟板胶60g 白菊花60g 五加皮60g 黄芪45g 锁阳45g 杜仲45g 地骨皮45g 丹皮45g 知母45g 黄柏30g 肉桂30g

[**功能主治**]调补阴阳,益精健骨,养血补气。适用于阴虚阳弱、气血不足、筋骨痿弱引起的劳热(自觉午后发热)、形瘦、食少、腰酸腿软等症状。体质偏于阴阳两弱者适宜饮用,有健身作用。

[**用法用量**]每日早、晚随量热饮。

[**制备方法**]上药锉碎,以绢袋装好,用适量热酒冲入,坛口密封,浸15天后可用。

按:本方中取用了鹿角胶、龟板胶两味血肉有情之品,一滋阴,一助阳,有补虚损之阳、耗伤之阴之功,名为滋阴,实有阴阳双补的作用。

聚宝酒

[**药物组成**]赤白何首乌各120g 生地黄240g 熟地黄120g 白茯苓60g 莲心30g 甘菊花60g 槐角子30g 五加皮120g 天门冬30g 麦门冬60g 茅山苍术45g 石菖蒲60g 苍耳子30g 沉香15g 肉苁蓉30g 干枸杞60g 人参30g 白术60g 当归60g 天麻30g 防风15g 牛膝30g 杜仲60g 沙苑蒺藜30g

[**功能主治**]益精血，健脾气，强筋骨，祛风湿。适用于肝肾精血不足、气虚脾弱、筋骨不健出现的腰酸腿软、遗精早泄、头晕耳鸣、须发早白、四肢无力、骨节疼痛、饮食乏味、面色无华等症。平素体质偏于气阴不足者亦可服用。用之得宜，有利于延年益寿。

[**用法用量**]每日早、中、晚3次饭前服。每次服3小盅。早服宜在五更时，服后当再卧片刻。药渣制成蜜丸，称“聚宝丹”，可以同时服用。

[**制备方法**]上药洗净，锉片装入绢袋中，在瓷坛中注好黄酒9L，将药浸入，春季浸10天，夏季浸7天，秋冬季浸14天。

[**注意事项**]服酒后忌生冷、葱、蒜、萝卜和鱼，同时要注意精神生活的调摄，做到豁达乐观。

按：《抚寿精方》中载有延龄聚宝丹（酒），其方较《济世良方》聚宝丹（酒）增加了黄精、桑葚子、粉甘草三味药，无沉香，各药用量也略有改变，作用近似。据该书记载，古时有位叫林以和的人，因体弱多病，自39岁起便开始服用延龄聚宝酒，到64岁时，竟然旧疾皆愈，身体强壮，黑发满头，耳聪目明，牙齿坚固，虽年逾花甲，仍精力充沛。由此看来，该酒的延年作用，值得重视。

鹿茸山药酒(原名“鹿茸酒”)

[**药物组成**]好鹿茸(多用一两去皮切片)15g　干山药(为末)30g

[**功能主治**]补益保健，壮阳填精。治虚弱阳事不举，面色不明，小便频数，饮食不思。

[**用法用量**]每日3小盅为度。酒饮完后再用酒一瓶浸。

[**制备方法**]上药用薄绢包裹，倒入好酒一瓶，浸7天后开瓶饮酒。

参茸三七酒

[**药物组成**]人参15g　鹿茸15g　三七(熟)150g　白术(麸炒)90g　茯苓(蒸)60g　五味子(蒸)90g　枸杞子60g　肉苁蓉

90g　补骨脂(盐制)90g　麦冬 90g　巴戟天(盐制)60g　淮牛膝(酒制)30g　白酒 10L　蔗糖 45g

[**功能主治**]益气补血,养心安神。用于气血不足、病后虚弱、阳痿遗精、失眠健忘。

[**用法用量**]口服。每次 10ml,每日 2～3 次。

[**注意事项**]高血压及感冒热证忌用,孕妇慎用。

安神酒

[**药物组成**]黄精 250g　肉苁蓉 250g　白酒(50°)适量

[**功能主治**]壮阳。治神经衰弱。

[**用法用量**]口服。每次 5～10ml,每日 3 次。

[**制备方法**]取药材饮片打碎,以 50°白酒为溶媒,按冷浸法制成酒剂 1000ml。

巴戟熟地酒

[**药物组成**]巴戟天(去心)60g　熟地黄 45g　枸杞子 30g　制附子 20g　甘菊花 60g　蜀椒(去目并闭口,炒出汗)30g

[**功能主治**]补肾壮阳,长肌肉,悦容颜。治肾阳久虚,阳痿早泄、腰膝酸软。

[**用法用量**]每日早、晚各 1 次,每次空腹温饮 1～2 小盅。

[**制备方法**]上药捣碎,盛于净瓶中,用醇酒 1.5L 浸之,封口 5 天后开取,去渣。

补心酒

[**药物组成**]麦冬(去心)60g　柏子仁(去油)30g　白茯神 30g　当归身 30g　龙眼肉 30g　生地 45g

[**功能主治**]补益。

[**用法用量**]适量饮服。

[**制备方法**]上药绢袋盛,入好黄酒 5kg,坛内浸 7 天。连坛煮亦可。

羊桃酒

[**药物组成**]羊桃(《医心方》作猕猴桃)

[**功能主治**]治风热羸老。

[**用法用量**]适量饮服。

[**制备方法**]上药浸酒。

鹿药酒

[**药物组成**]鹿药

[**功能主治**]壮阳,益老,去诸冷,治风血。

[**用法用量**]适量内服。

[**制备方法**]用鹿药浸酒。

按:鹿药为百合科植物鹿药的根茎及根,味甘苦,性温。《本草经疏》认为:鹿药甘能益血,甘能入脾,甘温益阳气,故能主风血去诸冷而益志起阳也。当与黄精、萎蕤、枸杞之类同科。气味和平,性本无毒,补益之处,别无治疗。

美容养颜类

五精酒

[**药物组成**]黄精 120g　天门冬(去心)90g　松叶 180g　白术 120g　枸杞子(洗)150g

[**功能主治**]久服补益养生,治万病,发白反黑,齿去更生。

[**用法用量**]任性饮之。

[**制备方法**]上药皆用生者,切碎入白绢袋中,用白酒 2L,浸 7 天后服用。

放及开放不久的桃花250g，另取白芷30g，以1000ml白酒浸泡，容器密封，浸泡1个月后，即可使用。

[**注意事项**]妊娠期及需要哺乳的妇女不宜使用。

桃花酒

[**药物组成**]桃花(三月三采)

[**功能主治**]除百病，美容颜。

[**用法用量**]适量饮服。

[**制备方法**]上药用酒浸。

乌须黑发药酒

[**药物组成**]当归120g 枸杞子120g 生地黄120g 人参120g 莲心120g 五加皮60g 黑豆250g 桑葚子120g 槐角子30g 何首乌120g 没石子一对，旱莲草90g

[**功能主治**]固敛精气，滋补肝肾，益气养血，乌须黑发。适用于肾气不固、肝肾不足、气血虚弱所致的腰酸、头晕、遗泄、须发早白、乏力等症。

[**用法用量**]每日适量饮用，并可适量送服药丸。

[**制备方法**]上药切片或适当粉碎，装入绢袋，用五加皮酒15L浸泡，容器封固，21天后，压榨、过滤取澄清酒液，其药晒干为末，制成丸药，如梧桐子大。

[**注意事项**]配制过程中所用的五加皮酒应当是用单味南五加皮酿制或浸出而成的药酒。不可使用其他复方五加皮酒，以免使配方成分混杂，影响使用效果。

按：本方是在“一醉不老丹”固敛精气的基础上，增强了滋补肝肾、益气养血的作用，肝肾精血充盛，须发就能得到较好的润养，从而起到乌须黑发的作用。

美髯醑

[**药物组成**]何首乌300g 冬青子60g 旱莲草90g 桑葚子60g

熟地210g　乌饭叶90g　黑皮豆90g　干茄花90g　乌犀角90g

［**功能主治**］滋补肝肾、清热凉血、乌须黑发。对肝肾精血亏虚，血分有热而造成的须发早白、脱发等症可以使用。

［**用法用量**］适量饮服。

［**制备方法**］上药用绢袋盛好，投入酒坛内，倾入5L好黄酒，封好坛口，隔水加热1.5小时，取出酒坛，置于土地上晾凉，再浸数日即可。

按：该酒的配方兼顾了补血益精、调补肝肾及凉血两方面。方中乌犀角为名贵药材，可用水牛角代替。

养生酒

［**药物组成**］当归（酒洗）30g　龙眼肉240g　枸杞子120g　甘菊花（无蒂）30g　白酒1.5L

［**功能主治**］补益心肾、调和气血、充益筋髓、强壮筋骨、安定五脏、旺盛精神、滋润肌肤、保持容颜。

［**用法用量**］不拘时随意饮服。

［**制备方法**］上药用绢袋盛，悬于酒坛中，加酒封固，窨月余。

圆肉补血酒

［**药物组成**］桂圆肉250g　制首乌250g　鸡血藤250g

［**功能主治**］补血益精、行瘀安神。适用于血虚气弱的面色无华，头眩心悸、失眠，四肢乏力，须发早白等症。

［**用法用量**］每日1~2次，每次10~20ml。

［**制备方法**］上药切片，加入米酒1.5L，封好，浸10天。在浸泡过程中，每天振摇1至2次，以促进有效成分的浸出。

首乌归地酒（原名“首乌酒”）

［**药物组成**］制首乌30g　熟地30g　当归15g

［**功能主治**］补肝肾、益精血。适用于肝肾不足、肾亏血少引起的

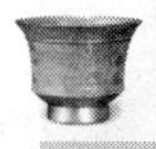

头晕耳鸣、腰酸、须发早白等症。

[**用法用量**]每日可饮用10～15ml。

[**制备方法**]将上药切碎,以纱布袋装好,浸于1L白酒中,容器封固,半月后开启使用。

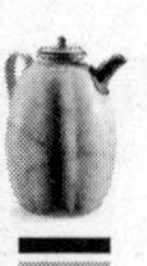

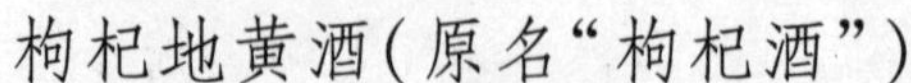

枸杞地黄酒(原名"枸杞酒")

[**药物组成**]枸杞子150g　生地黄150g

[**功能主治**]补益精血,乌黑须发,洁白肌肤,使行动轻捷,兼治妇女带下。

[**用法用量**]空腹温饮1盅。

[**制备方法**]于十月壬癸日,面东采枸杞子,先以白酒150ml,于瓷瓶内,浸20天,开封后再放入地黄汁,同浸,勿搅之,用纸三层封口,至立春前30天开瓶。

[**注意事项**]勿食芜荑、葱。

姜桂酒

[**药物组成**]干姜　桂枝　甘草各30g　生鸡蛋1只

[**功能主治**]洁白肌肤。

[**用法用量**]每日饮服3ml,十日见效,一月白光润。

[**制备方法**]上药研末,放入1L黄酒中搅匀煮温。

固本地黄酒(原名"固本酒")

[**药物组成**]生地黄30g　熟地黄30g　天门冬30g　麦门冬30g　白茯苓30g　人参30g

[**功能主治**]补虚,乌黑头发,光润容颜。

[**用法用量**]不拘时,适量空腹饮服。

[**制备方法**]上药捣碎,放入瓷缸,用好酒1L浸3天,再用文武火煮沸,以酒黑为度。

放杖木酒

[**药物组成**]放杖木

[**功能主治**]主一切风虚,理腰脚、轻身,使肌肤变白不老。老人服之,一个月可以放杖。

[**用法用量**]适量饮服。

[**制备方法**]上药用酒浸。

按:放杖木,灌木类,生山中,树似木天蓼,性味甘温无毒。

补血须气药酒

[**药物组成**]天门冬 120g 麦门冬 120g 生、熟地黄各 250g 人参 60g 白茯苓 60g 枸杞子 60g 砂仁 21g 木香 15g 沉香 9g

[**功能主治**]益气补血,调养五脏,舒畅气机。适用于气血不足,乏力短气,面色不华,须发早白,精神不振,脾胃不和,脘满食少等症。

[**用法用量**]适量饮服。

[**制备方法**]将药物制为粗末,装入绢袋,在瓷酒坛内,用白酒 15L 浸泡 3 天,用文武火再隔水煮半小时,以酒转黑色为宜。再浸一二日即可饮用。

[**注意事项**]如饮用者有热象,即可去掉木香,人参减半量。忌食萝卜、葱、蒜。

却老酒

[**药物组成**]甘菊花 60g 麦冬(去心、焙)60g 枸杞子 60g 焦白术 60g 石菖蒲 60g 远志(去心)60g 白茯苓(去黑皮)70g 熟地 60g 人参 30g 肉桂 25g 何首乌 50g

[**功能主治**]精血不足,身体衰弱,容颜无华,毛发憔悴。

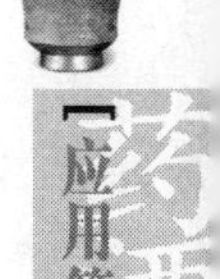

［用法用量］每日饭前温饮1小杯。

［制备方法］上药捣成粗末，用醇酒2L浸之，封口，春夏季5天，秋冬季7天开取，去渣备用。

红颜酒

［药物组成］胡桃仁（泡、去皮）120g　小红枣120g　蜂蜜120g　酥油60g　杏红（泡去皮尖、不用双仁，煮四五沸晒干）30g　烧酒2.5L

［功能主治］保持容颜。

［用法用量］每早服二三盅。

［制备方法］先以蜂蜜、酥油溶开放入酒中，随后将三药放入酒内浸21天。

按：红颜酒又名不老酒，方中胡麻仁补肾，令人肥健；红枣健脾和胃；杏仁为美容常用之品；白蜜和中调味；酥油有补益之功。该酒口味甘美，适用于不会饮酒的人服，并兼有美容、补益之功，可谓一举三得。

生薯药酒

［药物组成］生薯药（刮去皮，拍令碎）250g

［功能主治］补虚损，益颜色，治疗下焦虚冷，小溲频数无力。

［用法用量］空腹适量饮服。

［制备方法］锅中煮酒至沸，慢慢下薯药，不得搅，候熟，放入盐、椒、葱白，再加入少许酒。或生薯药一大匙，捣烂，用酥炒至香，再加入酒一盅，搅匀即得。

术酒

［药物组成］白术200g

［功能主治］驻颜色，耐寒暑，久服白发反黑，齿落更生，面有光泽，延年益寿。治一切风湿筋骨诸病，产后破伤风，中风口噤不识人。

［**用法用量**］适量饮服。

［**制备方法**］上药用白酒1L浸7天后饮服。

［**注意事项**］忌食桃、李、雀肉。

一醉散

［**药物组成**］枸杞子　莲子心　槐角子　生地黄各120g

［**功能主治**］乌须黑发。

［**用法用量**］每日饮1盅，7天后饮尽，大醉见效。

［**制备方法**］上药用白酒1.5L浸泡，春季5天，夏季3天，秋季7天，冬季10天。

［**附**］《普济方·头门》卷49，又"一醉散"，用槐子四钱　旱莲草四分　生地黄半两　为细末，黄酒一瓶，将药投酒内，密封之，浸21天，取酒饮一醉，黑发。

五加泽肤酒（原名"五加皮酒"）

［**药物组成**］五加皮90g　薏苡仁150g　羚羊角屑60g　防风（去芦头）90g　生干地黄250g　独活90g　牛蒡根（去皮）250g　桂心30g　牛膝（去苗）150g　黑豆（炒熟）250g　海桐皮60g　大麻仁15g

［**功能主治**］光泽肌肤，润养脏腑，并治脚气疼痛。

［**用法用量**］食前温服适量。

［**制备方法**］上药切碎，盛入绢袋，以黄酒10L，浸六七日即成。

防病辟疫类

绿豆酒

［**药物组成**］绿豆

［**功能主治**］解暑渴。

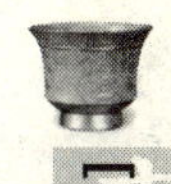

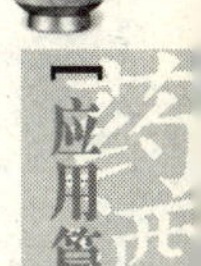

[**用法用量**]适量饮服。

[**制备方法**]绿豆蒸熟,浸酒。

按：绿豆性味甘、凉，入心、胃二经，具有清热解毒消暑利水的作用。因其既能解暑，又能防暑，故列入保健篇。

椒柏酒

[**药物组成**]椒21粒　东向侧柏叶7枝

[**功能主治**]强身祛病,辟一切疫疠不正之气。

[**用法用量**]元旦适量饮之。

[**制备方法**]除夕以椒、侧柏叶浸酒一瓶。

按：此酒古代用作预防传染病，故列入保健篇中。

治疗药酒方剂

内科类

1. 感冒

葱根酒

[**药物组成**]葱根　豆豉

[**功能主治**]解肌发汗，解烦热，补虚劳，治伤寒头痛发热，及冷痢腹痛。

[**用法用量**]煮饮。

[**制备方法**]以葱根、豆豉浸酒。

葱姜盐酒

[**药物组成**]葱白头　生姜各30g　食盐6g　白酒1盅

[**功能主治**]感冒。

[**用法用量**]涂擦前胸、后背、手心、脚心及胭窝、肘窝，涂擦一遍后，嘱患者安卧。

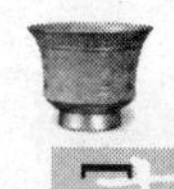

[**制备方法**]将上药捣如糊状，再把酒加入调匀，然后用纱布包之。

按：中医治疗感冒以发散为主要法则，葱白头和生姜性能发散风寒，加酒外擦皮肤，增强了邪从皮毛而解的作用。

荆芥豉酒

[**药物组成**]豆豉250g　荆芥10g

[**功能主治**]外感风寒，发热无汗。

[**用法用量**]随量稍热饮之。

[**制备方法**]用酒750ml，同豆豉、荆芥煎至五至七沸，去药渣，收贮备用。

桑菊酒

[**药物组成**]桑叶30g　菊花30g　薄荷10g　连翘30g　芦根35g　杏仁30g　桔梗20g　甘草10g

[**功能主治**]风湿病初起，病位在上焦，发热不重，微恶风寒，咳嗽鼻塞，口微渴。

[**用法用量**]每日早、晚各1次，每次15ml。

[**制备方法**]上药捣细，用江米酒1L浸于瓶中，封口，过5天开启服用。

2. 咳喘

天天果酒

[**药物组成**]天天果(龙葵果)150g

[**功能主治**]清热解毒，利尿消肿，用于慢性气管炎。

[**用法用量**]口服。每次1汤匙，每日3次。

[**制备方法**]将黑熟的天天果150g，用250ml白酒浸泡20～30天后，取酒备用。

红葵酒

[**药物组成**]天天果4.5kg　千日红花2kg

[**功能主治**]支气管哮喘。

[**用法用量**]每次10~20ml,可用开水稀释后缓缓服下,每日3次或每晚1次,也可在发病以前开始服用进行预防。

[**制备方法**]取天天果4.5kg加60°白酒15L,千日红花2kg加60°白酒15L,将以上两药分开,置于容器内浸泡,约1个月后,压渣过滤,取以上两种澄明液合并等量加10%~15%单糖浆,装瓶密封标签即可。

[**附**]本药酒治疗100例,平喘有效率达95%,其中显效占70%,无特殊副作用及毒性反应。

照白杜鹃酒

[**药物组成**]照白杜鹃(鲜叶)13.5kg

[**功能主治**]止咳化痰。用于老年慢性气管炎。

[**用法用量**]口服。每次5~15ml。每日3次,饭后30分钟服用,7~10天为一疗程。

[**制备方法**]取照白杜鹃鲜叶浸于15L白酒(50°)中,加水至60L,浸泡5天,然后制成30%照白杜鹃叶酒。

[**注意事项**]服药期间,不能同时服用其他治疗气管炎药或对症药物。

苏子酒

[**药物组成**]家苏子(炒、研)100g

[**功能主治**]主消痰下气,润肺止咳。

[**用法用量**]饮服。一日3次。

[**制备方法**]上药盛绢袋内,浸500ml酒中。

苏叶陈皮酒

[**药物组成**]干苏叶90g　陈橘皮120g

[**功能主治**]因感寒邪而咳喘上气,即呼气性呼吸困难。

[**用法用量**]分为2次服。

[**制备方法**]上药浸入黄酒4L,煮取1.5L。

干姜酒

[**药物组成**]干姜末15g　黄酒500ml

[**功能主治**]老人冷气,逆心痛结,举动不便及感受寒邪引起的气逆喘息。

[**用法用量**]分次服完。

[**制备方法**]温酒热,即下姜末投酒中。

百部根酒

[**药物组成**]百部根120g

[**功能主治**]一切久近咳嗽。

[**用法用量**]每服半盅,慢火温饮,日服3次。

[**制备方法**]上药以黄酒500ml。浸1天1夜即成。

蛤蚧酒

[**药物组成**]蛤蚧1对

[**功能主治**]补肺润肾、定喘止咳,益精壮阳,最适于老年人肺肾虚而造成的咳喘,久病虚及慢性支气管哮喘,肾虚腰痛,阳痿。

[**用法用量**]日服1～2次,每次5～10ml。

[**制备方法**]选蛤蚧1对(雌雄各1只),用酒浸泡3～6月以上服用。可多次浸泡,时间愈长愈佳。

[**附**]《本草经疏》认为:"蛤蚧属阴,能补水之上源,则肺肾皆得所养,而劳热咳嗽自除。"

蜀椒酒

[**药物组成**]蜀椒150g

[**功能主治**]冷气气短,寒性喘证。

[**用法用量**]适量饮服。

[**制备方法**]上药去目合口者以生绢袋盛,用黄酒1L,浸之14天即成。

[**注意事项**]阴虚火旺者忌服,孕妇慎服。

[**附**]《寿城种方》用川椒四两,炒出汗,酒二碗淋之,服酒治冷虫心病(指有寄生引起的虚寒性腹痛)。

四味秦椒酒

[**药物组成**]秦椒(去目并闭口者,微炒出汗)60g　白芷60g　旋复花60g　肉桂25g

[**功能主治**]肾虚耳鸣,咳逆喘急,头目昏痛。

[**用法用量**]每日早、晚各1次,每次空腹温服1~2盅。

[**制备方法**]上四味药,共捣碎细,置于净瓶中,用醇酒1kg,浸之,封口,浸5天后开取。

[**注意事项**]阴虚火旺者忌。

天冬紫菀酒

[**药物组成**]生天门冬(捣取汁)1000ml　酒1000ml　饴糖500g　紫菀(末)400g

[**功能主治**]肺瘘咳嗽,痰浊壅盛,咽喉干燥。

[**用法用量**]一日3次,饮服。

[**制备方法**]将上药放入容器中,于汤上煎。

[**注意事项**]忌食鲤鱼。

3. 肺劳骨蒸

柏叶酒

[**药物组成**]柏叶(捣碎)250g

[**功能主治**]治传尸(即劳瘵,多为今之结核病。)骨蒸瘦病。

[**用法用量**]每日3次,量力饮服,以瘥为度。

[**制备方法**]以柏叶浸白酒1L,7天后饮服。

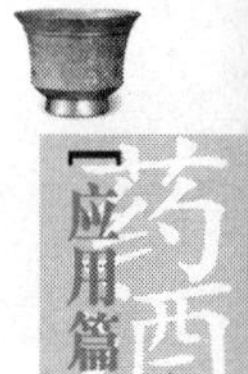

按：《药性论》对侧柏叶有“与酒相宜”之说。现代实验表明，侧柏叶醇浸剂（1：180000）在试管中对结核杆菌的生长有抑制作用，较水煎剂强1800倍，且与异烟肼有协同作用。对肺炎球菌、卡他球菌有抑制作用。

百部酒

[**药物组成**]百部60g

[**功能主治**]润肺止咳。主治肺痨咳嗽，气阴虚，干咳少痰，口干气促，面色苍白，时而畏寒，骨蒸手心热及误吞铜钱等症。

[**用法用量**]每晚睡前饮1小盅。

[**制备方法**]将百部洗净，切成片，烧热锅，放百部入锅炒熟，然后装入纱布袋内，扎紧袋口，将500ml白酒、纱布药袋入酒瓶内，盖好盖，封口，浸泡7天即成。

[**附**]以该酒于临睡前浸湿头发，再用布巾包裹束紧，可治头虱。

按：体外试验，百部酒精液对多种致病菌，如肺炎球菌、人型结核杆菌等，都有不同程度的抑菌作用。

冬虫夏草酒

[**药物组成**]冬虫夏草

[**功能主治**]滋补肺肾，止血化痰，用于肺阴不足，肾阳虚喘，痰咳有血。此外肾虚型腰膝疼痛，及病后虚损不复皆可用之。

[**用法用量**]日服1～2次。

[**制备方法**]取此物数枚用酒浸泡3日即成。

按：体外试验其酒精浸出液1：400～1：10000浓度时，对结核杆菌$H_{37}RV$有明显抑菌作用，加入血清后则抑菌作用减弱，需1：500才能抑制结核菌的生长。水煎剂对人型、牛型结核杆菌及耻垢杆菌无抑制作用。

地黄首乌酒

[**药物组成**]肥生地400g　何首乌500g

[**功能主治**]阴虚骨蒸,烦热口渴,阴津耗伤,须发早白,热性出血症,肝肾精血亏损的遗精,带下,腰膝酸痛,肌肤粗糙,体力虚弱,生殖力低下。

[**用法用量**]每日3次,每次饮10~20ml。

[**制备方法**]用上药煮取浓汁,同曲100g,黄米2.5L,如常法酿酒,密封器中,春夏季5天,秋冬季7天启之,中有绿汁,此真精矣,宜先饮之,乃滤汁收贮备用。

[**注意事项**]忌食生冷、炸滑物及猪、马、牛、犬肉。

绿豆山药酒(原名“绿豆酒”)

[**药物组成**]绿豆　山药各60g　黄柏　牛膝　元参　沙参　白芍　山栀　天麦冬　花粉　蜂蜜各45g　当归36g　甘草10g

[**功能主治**]治阴虚痰火诸疾,病后调理。

[**用法用量**]适量饮服。

[**制备方法**]用好酒浸之。

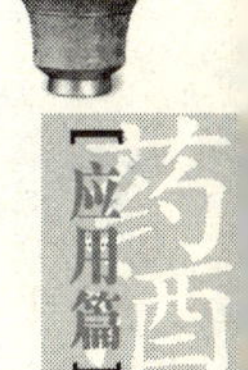

4. 胃腹疼痛

玫瑰露酒

[**药物组成**]鲜玫瑰花350g　白酒15L　冰糖2kg

[**功能主治**]疏肝养胃,和血活血。可治肝胃不和所致胃脘胀痛或刺痛,连及两胁,嗳气频繁,食欲不振等。

[**用法用量**]使用时,每次饮1~2盅。

[**制备方法**]将花浸酒中,冰糖同时放入,浸月余,要使用瓷坛或玻璃瓶存贮。

[**附**]玫瑰花,味甘微苦,性温,其气芳香,善于疏肝解郁,调中醒

脾,并有活血行瘀的功效。

秘制白玫瑰露酒

[**药物组成**]代代花60g　玫瑰花30g　玫瑰精少许　冰糖500g

[**功能主治**]此酒芳香扑鼻,舒肝郁而止腹痛,醒脾胃而进饮食,理滞气,宽中宫,兼治各种风痛。

[**用法用量**]适量饮服。

[**制备方法**]上药共入坛内,加高粱酒1.5L,封固一月余,取出装瓶即成。

核刺酒

[**药物组成**]核桃(鲜果)250g　刺梨根130g

[**功能主治**]补气,消炎,解疼。用于慢性胃肠炎,腹痛。

[**用法用量**]口服,每次10ml,每天3次。、

[**制备方法**]将鲜核桃果捣碎,刺梨根切碎,浸入1L白酒中,按冷浸去浸渍20天后即可服用。

胃痛药酒

[**药物组成**]地榆64g　青木香64g　白酒1000ml

[**功能主治**]行气消胀缓痛,用于慢性胃炎。

[**用法用量**]口服。每次10ml,早晚各1次。

[**制备方法**]取药材切碎,加白酒按浸渍法制备。

佛手酒

[**药物组成**]佛手30g

[**功能主治**]疏肝理气,和脾温胃。

[**用法用量**]根据自己的酒量,每次可服用3~5ml。

[**制备方法**]将佛手洗净、用清水润透后切片,再切成3厘米正方形小块,经风吹略收水气后,放入坛(瓶)内,然后注入1L白酒,封口浸泡。每隔5天,将坛搅拌或摇动一

次,10 天后即可开坛,滤去药渣即成。

佛手露酒

[**药物组成**]佛手 120g　五加皮 30g　木瓜 12g　木香 6g　山栀 15g　良姜 9g　砂仁 9g　公丁香 6g　当归 18g　广皮 15g　青皮 12g　肉桂 9g

[**功能主治**]肝郁气滞,脾胃不和,胸胁满闷心烦,气逆欲呕,食欲不振,胃脘胀痛等症。

[**用法用量**]服用时,每天早晨、中午各温服 2 ~ 3 小盅。

[**制备方法**]将上述药物装入生绢袋内,浸于 10L 白酒中,用文火加热 30 分钟后过滤,加冰糖 1.5kg 溶化,以瓷坛或玻璃瓶存贮即可。

[**注意事项**]孕妇忌服。

按:佛手露酒的配方性质偏温,但温中有清,方中有不少富含挥发油的药物,气息芳香。《全国中成药处方集》中还有一种佛手酒,用佛手18g,木瓜、青皮、五加皮、枳壳各9g,酒泡而成。功用与上方略近似,但其芳香气弱,温中和胃之功亦逊一筹。

生姜煮酒(原名"生姜酒")

[**药物组成**]生姜(捣碎)100g

[**功能主治**]霍乱转筋,入腹欲死,心腹冷痛。

[**用法用量**]一次服完,仍以渣贴疼处。

[**制备方法**]上药加入陈黄酒 1L,煮二三沸即得。

按:本方与姜酒制法不同,功能主治亦略有差异,故收录以供参考。

生姜蜜酒(原名"生姜酒")

[**药物组成**]生姜汁一合　白蜜一匙　清酒一倍于生姜汁

[**功能主治**]若少觉不下食,服此酒。

[**用法用量**]加温,一次服完,半月见效。

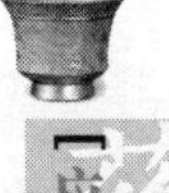

［**制备方法**］将上药调匀即成。

按：本方用姜汁和蜜，较前姜酒，祛寒温中之力不及，但有和中润肠之功。

缩砂酒

［**药物组成**］砂仁

［**功能主治**］消食和中，下气，止心腹痛，治食滞。

［**用法用量**］煮饮适量。

［**制备方法**］砂仁炒研，袋盛浸酒。

茱萸桃仁酒

［**药物组成**］吴茱萸 30g　桃仁 30g　葱白（煨熟）3 根

［**功能主治**］阵发腹痛不可忍。

［**用法用量**］分 2 次温服。

［**制备方法**］前二药调和令茱萸焦黑后，去茱萸，取桃仁，去皮尖研细，加葱白以酒浸药。

丁香煮酒

［**药物组成**］黄酒 50ml　丁香 2 粒

［**功能主治**］感寒性腹痛、腹胀、吐泻等症。

［**用法用量**］趁热饮酒。

［**制备方法**］黄酒放在瓷杯中，加入丁香，把瓷杯放在有水的蒸锅中加热蒸炖 10 分钟饮服。

杨梅酒

［**药物组成**］杨梅

［**功能主治**］痧气（夏秋间常见的一种发疹性热病）、腹痛、吐泻。

［**用法用量**］饮服杨梅酒半酒盅，或食酒浸之杨梅 2～3 只。

［**制备方法**］选好杨梅浸于高粱烧酒内（酒量以浸没杨梅为度）密封备用。

青梅酒

[**药物组成**]青梅

[**功能主治**]夏季痧气，腹痛吐泻。

[**用法用量**]适量饮用。酒浸青梅也可食用。

[**制备方法**]青梅若干，放置瓶中，用高粱烧酒浸泡，以浸没青梅、高出约3～6厘米为度，密封一个月后即可饮用。

山核桃酒

[**药物组成**]山核桃3kg

[**功能主治**]收敛，消炎，止痛，用于急慢性胃痛。

[**用法用量**]口服，每次10～15ml。

[**制备方法**]取山核桃3kg捣碎，加白酒5L浸泡20天、待酒变黑褐色为止，过滤取渣，浸液备用。

人参药酒

[**药物组成**]黄精（制）125g　黄芪100g　人参（去芦）50g　莱菔子（炒）20g　五味子20g　陈皮75g　白术（炒）20g　高良姜50g　肉桂10g　苍术（炒）20g　鹿角胶10g　丁香10g　淫羊藿10g　白糖50g　红花10g　50°白酒3L

[**功能主治**]补气养血，暖胃散寒。用于气血两亏，神疲乏力，胃寒作痛，食欲不振。

[**用法用量**]口服。一次10～15ml，每日2～3次，温服。

[**注意事项**]孕妇忌服，密闭，放阴凉处。

5. 恶心呕吐、消化不良

荔枝煮酒

[**药物组成**]荔枝5枚

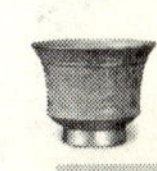

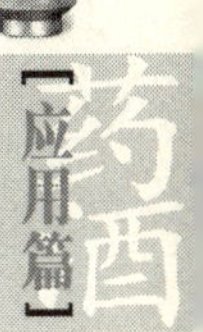

[**功能主治**]气虚胃寒。

[**用法用量**]适量饮服。

[**制备方法**]荔枝肉煮酒1小杯即成。

五香酒料

[**药物组成**]甘草120g 菊花120g 甘松120g 官桂120g 白芷120g 藿香120g 山柰120g 青皮120g 薄荷120g 檀香120g 砂仁120g 丁香120g 大茴香120g 细辛18g 红曲18g 木香18g 干姜12g 小茴香15g

[**功能主治**]醒脾健胃、散寒止痛、芳香辟秽、发表祛暑。可治疗脾胃气滞、虚寒脘满、食欲不振等症,并可用于寒凝气滞的小肠疝气及暑月感受风寒等症。

[**用法用量**]每日早、晚饮1~2盅。

[**制备方法**]用多年陈烧酒4.5L,将上药用绢袋盛好,浸入酒中,密封10天后可用。

[**注意事项**]若是感受暑热、温热之邪,病人不恶寒而怕热,多汗,口渴舌红的,则不可饮用该酒。此外该酒辛香温燥的药物居多,凡阴虚火旺者不宜服,以免重伤阴液。

红茅药酒

[**药物组成**]公丁香6g 白豆蔻6g 砂仁10g 良姜6g 零陵香6g 红豆蔻6g 白芷10g 当归30g 木香2g 肉豆蔻6g 陈皮20g 枸杞10g 檀香2g 草豆蔻6g 佛手10g 桂枝6g 沉香4g 肉桂20g 山药6g 红曲162g

[**功能主治**]理脾和胃,温中散寒,适用于寒湿中阻,脾胃气滞的脘满痞塞,腹胀腹痛,不思饮食,消化不良等症。

[**用法用量**]每服适量,酒须烫热饮用。

[**制备方法**]将上述药物装入布袋，浸于烧酒中，烧酒用量5.2L加热，煮数沸再兑入1.5L蜂蜜、4kg冰糖，溶化即成。

按：本方在大量辛温药中加入当归、枸杞、山药滋阴养血，用以防止温燥伤阴，配方合理，气味芳香，是一种理想的药酒。

状元红酒

[**药物组成**]当归15g　红曲30g　砂仁30g　广皮15g　青皮15g　丁香6g　白蔻6g　山栀6g　麦芽6g　枳壳6g　藿香9g　厚朴6g　木香3g

[**功能主治**]醒脾开胃，化滞祛湿，疏肝理气，适用于脾胃失和，肝气郁滞。无明显症状者服之亦有醒脾开胃，增加食欲的作用。

[**用法用量**]每次可饮2~3小盅，早晚各1次。

[**制备方法**]将上药装入布袋内，浸于15L白酒中，用文火煮30分钟后加入冰糖1kg，取出放凉。

[**注意事项**]孕妇忌服，阴虚津亏者不宜服用。

按：本方虽有当归滋阴养血，但总以温燥之品为主药，故适用于气滞而偏寒者。

白药酒

[**药物组成**]白茯苓15g　白术15g　天花粉15g　山药15g　芡实15g　牛膝15g　薏苡仁15g　白豆蔻9g

[**功能主治**]健脾祛湿开胃，凡脾虚食少，食后腹满，小便不利，大便溏者，均可服用此药酒。

[**用法用量**]服用时每次1~2盅。

[**制备方法**]将上药物用白酒5L浸泡数日后使用。为了矫味，可加入适量白蜜。

按：本方用药清淡，补而不滞，且其饮片多为白色，故称之为白药酒方，此亦药酒命名方法之一。

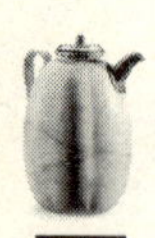

苓术酒

[**药物组成**]白术1kg　茯苓0.5kg

[**功能主治**]食少腹胀，消化不良，泄泻，痰饮咳嗽，水肿，小便不利。

[**用法用量**]每日3次，每次空腹饮1～2杯。

[**制备方法**]上药去皮捣碎，以常流水10L渍30天取汁，露一夜，浸曲、米适量酿酒而成，或用白术0.5kg、白茯苓0.25kg、黄酒2.5L浸泡10天去渣备用。

参术酒

[**药物组成**]人参20g或党参30g　甘草(炙)30g　白茯苓40g　白术(炒)40g　生姜20g　大红枣30g

[**功能主治**]脾胃气虚，气短乏力，面黄消瘦，食少，大便溏薄。

[**用法用量**]每日早、晚各1次，每次空腹温饮1～2中盅。

[**制备方法**]上六味共捣碎，用黄酒1L浸于净瓶中，封口，3天后开取，去渣备用。

[**附**]加减法：如湿痰较重，加半夏30g，陈皮20g；兼有呕吐痞闷、胃脘痛，再加木香20g，砂仁25g。

术苓忍冬酒

[**药物组成**]白术60g　白茯苓60g　甘菊术60g　忍冬叶40g

[**功能主治**]脾虚湿盛，脘痛痞满，心悸、目昏，腰脚沉重。

[**用法用量**]每日1～2次，每次空腹温饮1～2盅。

[**制备方法**]将白术、白茯苓捣碎，忍冬叶切细，四味用夏白布包，置于净器中，用醇酒1.5kg浸之，封口，7天后开口，再添入冷开水1L。

厚朴将军酒

[**药物组成**]厚朴90g　大黄60g

[**功能主治**]治食鲙(即鳓鱼)及生肉,停滞于胸膈中不化,吐之不出,形成宿食团块。

[**用法用量**]一次服完,体壮者服2次。

[**制备方法**]上药切细,用黄酒1L,煮取500ml;体壮者,大黄加倍,用酒1.5L,煮取1L。

6. 寄生虫

青梅煮酒

[**药物组成**]青梅30g

[**功能主治**]食欲不振,蛔虫性腹痛,以及慢性消化不良性泄泻等症。

[**用法用量**]每次温服10~30ml。

[**制备方法**]青梅30g、黄酒100ml同放瓷杯中,再将瓷杯放在有水的蒸锅中加热煎炖20分钟。

7. 泻痢

姜附酒

[**药物组成**]干姜60g　制附子40g

[**功能主治**]心腹冷痛,呃逆呕吐,泄泻,痢疾,完谷不化,寒饮喘咳,痰白而清稀,肢冷汗出。

[**用法用量**]每日3次,每次饭前温饮1~2杯。

[**制备方法**]上二味药,共研细,置净瓶中,同黄酒500ml浸泡,封口,7天后开取。

[**注意事项**]阴虚内热,火热腹痛及孕妇不宜用。

黄连酒

[**药物组成**]黄连100g

[**功能主治**]治痢疾赤白痢下,令人下部疼重,故名重下,出脓血如鸡子白,日夜数十行,绕脐痛。

[**用法用量**]分2次服,脐下小绞痛即瘥,再服。

[**制备方法**]用黄连100g,酒1L,煮取300ml。

按:黄连治疗菌痢,其疗效在近代已被肯定。而本方在晋代已作为单味特效药酒出现,说明药酒确有研究开发的必要。

8. 疟

七宝煮酒

[**药物组成**]常山　厚朴(姜制)　青皮　陈皮(去白)　甘草(炒)　槟榔　草果等分

[**功能主治**]治疟疾一日一发、或一日两发、或间日一发。

[**用法用量**]发时温服,良久再服。

[**制备方法**]上药每服15g,酒、水各1碗,煎至1小杯,去渣,露一宿。

按:常山、槟榔、草果均有截疟之功。常山易引起呕吐,所以配厚朴、青皮、陈皮、甘草,健脾、燥湿、理气、和中。对疟疾数发不止,口苦苔腻者,发作前3小时左右服用,有较好疗效。

乌贼骨酒

[**药物组成**]乌贼骨粉30g　白酒10ml

[**功能主治**]疟疾。

[**用法用量**]1次服完。

[**制备方法**]取乌贼骨放入水中浸泡2天,然后晒干碾碎筛后备用,现配现服,混合后1次服完。

青蒿酒

[**药物组成**]青蒿

[**功能主治**]治虚劳久疟。

[**用法用量**]饮服。

[**制备方法**]青蒿捣汁,煎,如常酿酒。

按:青蒿之名,最早记载于《诗经》;历代本草多有论述。现代已从青蒿中提取成功青蒿素,被世界卫生组织肯定为治疟有效药物。制备时须注意要生捣取汁,这样才能保存有效成分。从本例看出,药酒中有很多方剂,尤其是单味药,很可能是某一病种的特效药,应当高度重视,并加以研究。

常山黑豆酒(原名"常山酒")

[**药物组成**]常山30g　蒜(独头者去根茎横切)1颗　糯米　黑豆各100粒

[**功能主治**]治间日疟。

[**用法用量**]欲发时,三分饮一分,如未吐更服一分,及吐则瘥。

[**制备方法**]上药切碎,用清酒500ml,病未发前浸药于碗中以白纸覆之。

常山黄连酒(原名"黄连酒")

[**药物组成**]黄连(去须,锉)30g　常山(细锉)30g

[**功能主治**]治久疟,有热当吐,有冷当下,三十年者可治。

[**用法用量**]将发前煎1杯盏,分2次服,临发再一服。

[**制备方法**]上药用黄酒500ml,浸1晚即可。

9. 黄疸

栀子茵陈酒(原名"栀子酒")

[**药物组成**]栀子　茵陈各一束

[**功能主治**]治黄疸。

[**用法用量**]三更时分服饮之。

[**制备方法**]上药用黄酒2大碗,蒸至八分。

[**注意事项**]忌油腻、湿面、豆腐、生冷等物。

按:本方栀子、茵陈均有清热利胆的作用,尤其茵陈为退

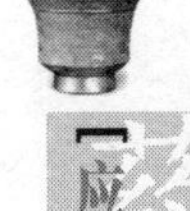

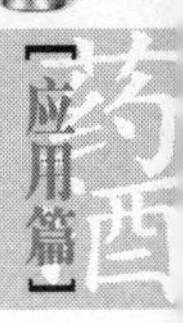

黄要药。《本草纲目》中也有用茵陈蒿四根，栀子七个，大田螺一个，连壳捣烂，以百沸白酒一大盏，冲汁饮之，治疗男子酒疸。此类方剂在应用时尤要注意，必须通过长时间的煎煮。这种方法使药物中有效成分被充分利用，而乙醇却大量挥发，保证了服用的安全。至于疗效的提高方面，需再作进一步研究。

麻草酒

[**药物组成**]麻草

[**功能主治**]治黄疸。

[**用法用量**]适量饮服。

[**制备方法**]以麻草一把，去节，以美酒2.5L煮取250ml，去渣。

10. 疝

茱萸姜豉酒

[**药物组成**]吴茱萸90g　生姜120g　豉60g

[**功能主治**]治寒疝来去，每发绞痛。

[**用法用量**]分2次服。

[**制备方法**]上药及黄酒2000ml，煮至1000ml。

按：寒疝多因感受寒邪、凝滞肝脉所致，以温阳散寒，疏肝理气的药物为主，药酒的疗效较佳。但如果病块出现后不能回纳，局部疼痛加剧，阵发性腹痛，是发生疝块嵌顿的表现，应进行手术治疗，以免发生疝囊内容物坏死，导致严重后果。

茴香酒

[**药物组成**]茴香(舶茴尤妙用小紧)

[**功能主治**]治疝气痛，偏坠牵引及心腹痛。

[**用法用量**]煮饮。

[**制备方法**]茴香浸酒。

香楝酒

[**药物组成**]南木香　小茴香　大茴香　川楝肉各9g

[**功能主治**]疝气因劳累而发者，其脉沉紧，豁大无力，是夹虚也，其痛亦轻，治偏坠气。

[**用法用量**]空腹热服，极痛者，一服立愈。

[**制备方法**]上四味混合入锅内炒至香，入葱白连须5根，用水一碗，淬入锅内，以碗罩住，煎至半碗，取出去渣，加好酒半碗，入炒盐一茶匙即可。

桂姜萸酒

[**药物组成**]桂心120g　生姜90g　吴茱萸60g

[**功能主治**]腹股沟疝，腹痛。

[**用法用量**]分3次温服。

[**制备方法**]上药切细，用黄酒1500ml煎成500ml。

[**注意事项**]忌吃生姜。

橘核药酒

[**药物组成**]橘核9g　荔枝核9g　川楝子(盐炒)9g　小茴香15g　牡蛎粉15g　胡芦巴9g　肉桂6g　青皮9g

[**功能主治**]温阳散寒、行气散结，适用于肝肾阴寒、疝气偏坠、阴囊肿大，起消无常，痛引脐腹，因劳累或受冷即发等症。

[**用法用量**]视个人的体质，耐受情况，酌量饮用，每日2次。

[**制备方法**]将上药捣碎，装入瓶中，用高粱酒500ml左右浸泡3～4个月，过滤去渣。

[**注意事项**]儿童禁用。

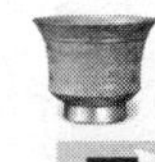

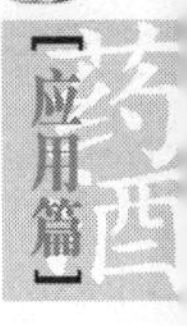

11. 头痛、眩晕

延年薯蓣酒

[**药物组成**]薯蓣　白术　五味子(碎)　丹参各240g　防风300g　山茱萸(碎)90g　人参60g　生姜(屑)180g

[**功能主治**]主头晕不能食,补益气力。

[**用法用量**]每次温服1杯,每日2次,逐渐增加剂量。

[**制备方法**]上八味药切细,以绢袋盛,用黄酒5L浸5天即可。

[**注意事项**]忌桃李、雀肉等。

按:本方适应于脾胃虚寒,运化无力引起消化不良不能食的虚证眩晕。由于方中人参、薯蓣、白术都有补益功能,故本方名为延年薯蓣酒。

当归酒

[**药物组成**]大当归90g

[**功能主治**]和血脉、坚筋骨、止诸痛、调经水,治血虚头痛欲裂,月经不调等。

[**用法用量**]每日一剂,分3~5次服。

[**制备方法**]将当归切薄片,酒浸3天。也可用好酒煎服。

[**附**]《历代名医良方注释》:当归有活血化瘀、养血生血的药理作用,是血液的适应原药物。头痛多由神经痛引起,今血虚头痛,说明脑部缺血或血循障碍,用当归制为酒剂,既能发挥当归的药效作用,又可借酒力加速循环,扩张毛细血管,全方药虽仅一味,但疗效可靠。应用时如配合川芎、白芷,疗效更好。

复方蔓荆子酒

[**药物组成**]蔓荆子120g　菊花60g　川芎40g　防风60g　薄荷60g

[**功能主治**]风热性头痛，头昏、偏头痛。

[**用法用量**]每日3次，每次饮15ml，渐加至20ml。

[**制备方法**]上药捣碎，用黄酒1L浸于净瓶中，浸7天后，开封，去渣备用。

大豆蚕沙酒

[**药物组成**]大豆150g　云茯苓126g　蚕沙126g

[**功能主治**]头痛烦热，肌酸体重，身痒，背强口噤及女子产后风湿。

[**用法用量**]每日5～7次，每次温饮1～2小杯，微出汗则佳。

[**制备方法**]以上三味，将后二味碎细，置净瓶中，用黄酒1.5L浸之。另炒大豆至熟急投入酒中，封口，浸7天后开封，去渣备用。

[**注意事项**]避风寒。

白菊花酒

[**药物组成**]白菊花

[**功能主治**]男子妇女，久患头风眩闷，头发干落，胸中痰结，每风发，即头旋眼昏暗，不觉欲倒者，是其候也。民间用于治疗肝热型高血压眩晕症。

[**用法用量**]空腹饮适量，每日3次，常令酒气相续为佳。

[**制备方法**]春末夏初，收软苗，阴干捣末，倒入黄酒中即可。

[**附**]《本草纲目》卷二十五用甘菊花煎汁，同曲、米酿酒，适量内服，治头风、明耳目、去痿痹、消百病。

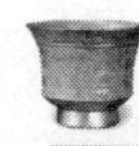

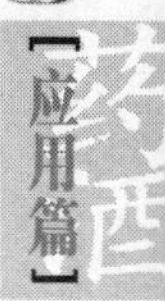

桑枝姜桂酒(原名“桑根白皮汤”)

[**药物组成**]桑根白皮15g　干姜60g　桂心6g　大枣20枚

[**功能主治**]治同房后妇人头痛，欲呕心闷。

[**用法用量**]分2次服完，不令汗出。

[**制备方法**]上药切细，以酒1000ml，煮取500ml，去渣即得。

菊花枸杞酒

[**药物组成**]杭菊花60g　枸杞子60g

[**功能主治**]久患头风头痛、眩晕。

[**用法用量**]每日早、晚各服1小杯。

[**制备方法**]上药加绍兴酒适量，浸泡10～20天，去渣过滤，再加蜂蜜适量即得。

12. 失眠、心悸、健忘

桑龙药酒

[**药物组成**]桑葚子120g　龙眼肉120g

[**功能主治**]滋阴养血，养心安神，补益脾气。适用于心脾不足、阴虚血少所致的心悸失眠，体弱少力，耳聋目暗等症。

[**用法用量**]适量饮服。

[**制备方法**]以烧酒5L浸泡，倒入坛口封固，10天后开坛饮。

养神酒

[**药物组成**]大熟地90g　甘枸杞60g　白茯苓60g　山药60g　当归身60g　薏苡仁30g　木香15g　酸枣仁30g　续断30g　麦冬30g　丁香6g　建莲肉60g　大茴香15g　桂圆肉250g

[**功能主治**]安神定志。适用于心脾两虚、精血不足的神志不安、心悸失眠等症，平素血虚弱者，亦可服用。

[**用法用量**]适量饮用。

[**制备方法**]将茯苓、山药、薏苡仁、建莲肉制为细末，其余的药物制成饮片，一起装入细绢袋内，以白酒10L浸于适宜的容器内，封固，隔水加热至药材浸透，取出静置数日后即成。

按：本方山药、薏苡仁、茯苓、莲肉健脾益气，熟地、当归、枸杞子、麦冬、续断养血益神，桂圆肉、酸枣仁养心益脾，丁香、木香、茴香温中行气，使精血气津充盈，濡养心神以达到安神定志的目的。

参桂酒

［**药物组成**］党参 320g　蔗糖 3200g　龙眼肉 640g　白酒 32L

［**功能主治**］补中益气，养血安神。用于气血不足，四肢乏力，失眠健忘。

［**用法用量**］口服。每次 15 ~ 30ml，每日 2 次。

黄酒核桃泥汤

［**药物组成**］核桃仁 5 个　白糖 50g

［**功能主治**］失眠、头痛。

［**用法用量**］口服。每日 2 次。

［**制备方法**］上药放在蒜罐或瓷碗中，用擀面杖捣碎成泥，再放入锅中加黄酒 30ml，用小火煎煮 10 分钟，每日食用。

仙酒

［**药物组成**］龙眼 1500g

［**功能主治**］补心血，壮元阳，悦颜色，助精神。疗怔忡、惊悸、不寐等症。

［**用法用量**］早、晚各随量饮数杯。

［**制备方法**］头酽好烧酒一坛，去壳龙眼放入酒中浸，日久则颜色矫红，滋味香美。

枸杞黄精酒(原名枸杞药酒)

［**药物组成**］枸杞子 2500g　熟地黄 500g　黄精(制)500g　百合 250g　白糖 5kg　50°白酒 50L　远志(制)250g

［**功能主治**］滋肾益肝。用于肝肾不足，虚劳羸瘦，腰膝酸软，失眠。

[**用法用量**]温服。一次 10~15ml,每天 2~3 次。

二至益元酒

[**药物组成**]女贞子 17g　墨旱莲 17g　熟地黄 13g　桑葚 13g

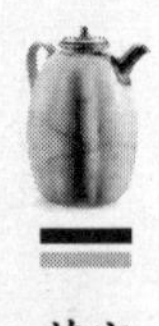

[**功能主治**]滋养肝肾,益血培元。适用于肝肾不足,腰膝酸痛,眩晕失眠。

[**用法用量**]口服。每次 30ml,每日 2 次。

按:本方即二至丸(女贞子、旱莲草)加熟地、桑葚制成酒剂,增强了补腰膝,壮筋骨,温肾阴的功效,故称二至益元酒。

五味子酒

[**药物组成**]五味子 50g

[**功能主治**]治疗神经性官能症之失眠、头晕、心悸、健忘、乏力、烦躁、低血压等。

[**用法用量**]每次 3ml,每日 3 次,饭后服用,也可佐餐。

[**制备方法**]五味子洗净,装细口瓶中,加 60°白酒至 500ml,封紧瓶口,每日振摇一次,半月后开始饮。

读书丸酒浸剂

[**药物组成**]远志　熟地黄　菟丝子　五味子各 18g　石菖蒲　川芎各 12g　地骨皮 24g

[**功能主治**]青年健忘。

[**用法用量**]每月早、晚各饮 10ml,一般每剂可服 20 天左右,服完后可依上法制备。

[**制备方法**]上药用白酒 600ml 浸泡 7 天,过滤,装入玻璃瓶内,密盖,勿令泄气。

十二红药酒

[**药物组成**]甘草 100g　地黄 600g　大枣 800g　牛膝 500g　茯

苓400g　红花100g　龙眼肉300g　首乌(制)400g　续断600g　杜仲600g　山药300g　黄芪500g　当归300g　党参400g

[**功能主治**]补气养血,开胃健脾。用于神经衰弱,耳鸣目眩,惊悸健忘,饮食欠佳。

[**用法用量**]口服。每次20~30ml,早、晚各1次。

丹参酒

[**药物组成**]丹参30g　白酒500g

[**功能主治**]通九窍,补五脏,益气养血,安神宁心,活血祛瘀,有令人不病之功。适用于神经衰弱、冠心病、闭塞性脉管炎等。

[**用法用量**]每日3次,每次1小盅,或量力饮之。

[**制备方法**]将丹参洗净,切成薄片,放入纱布袋内,扎紧袋口,将白酒、纱布袋放入酒瓶内,盖上盖封口,浸泡15天即成。

山萸苁蓉酒

[**药物组成**]山蓣25g　肉苁蓉60g　五味子35g　杜仲(微炒)40g　川牛膝30g　菟丝子30g　白茯苓30g　泽泻30g　熟地黄30g　山萸肉30g　巴戟天30g　远志30g

[**功能主治**]肝肾亏损,头昏耳鸣,怔忡健忘,腰脚软弱,肢体不温。

[**用法用量**]温服。每次空腹服1~2小盅,每日早、晚各1次。

[**制备方法**]上药捣碎,置于净器,用醇酒2L浸泡,封口,春夏季5天,秋冬季7天后开取,去渣备用。

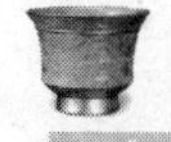

13. 烦躁忧郁

竹叶酒

[**药物组成**]淡竹叶30g　白酒500ml

[**功能主治**]祛风热,畅心神。适用于风湿热痹,关节热痛,心烦,尿黄赤等。

[**用法用量**]每日2次,每次1小盅。

[**制备方法**]将淡竹叶洗净,剪成5厘米长的节,放入纱布袋内,扎紧袋口。白酒、纱布药袋放入酒瓶内,盖好盖,封口,浸泡3天即成。

五加安神酒(原名“五加酒”)

[**药物组成**]五加皮　枸杞子各60g　干地黄　丹参各240g　石膏(一方作石床)　杜仲各500g　干姜120g　附子90g

[**功能主治**]治内虚,坐不安席,好动,主脾病寒气所伤。

[**用法用量**]每次20ml,日服2次。

[**制备方法**]上药切碎,以清酒10L,浸泡3天即成。

三味地黄酒

[**药物组成**]生地黄(切)100g　大豆(炒)200g　牛蒡根(切)100g

[**功能主治**]肾虚心烦,关节疼痛。

[**用法用量**]不拘时,随量饮之。

[**制备方法**]将上药置于瓶中,用酒2L浸5天即成。

牛蒡松节酒

[**药物组成**]肥松节120g　生地30g　肉桂10g　丹参30g　萆薢20g　火麻仁120g　牛膝30g　生牛蒡根30g

[**功能主治**]清热利湿。主治心神烦闷,足胫肿满,身重乏力。

［**用法用量**］每次饭前温服1盅。

［**制备方法**］上药捣碎，置于净器中，用好酒1.5L浸之，密封口，经5天后开取，去渣备用。

14. 心痛、厥脱

桂萸酒（原名“治卒心痛方”）

［**药物组成**］吴茱萸15g　桂30g

［**功能主治**］卒心痛。

［**用法用量**］250ml分2次服。

［**制备方法**］上药入黄酒750ml，煎成250ml。

按：古人所说的心痛指胸前及上腹部位的疼痛，其中有心绞痛，也包括胃病、胆石症、胰腺炎等引起的疼痛，范围较广，当注意鉴别。对有些疼痛，如心绞痛、溃疡穿孔等以及厥脱（指突然昏仆休克），患者都应根据病情及时抢救。在没有医疗设备及抢救药品的紧急情况下，才可酌情使用药酒，等病情稍行缓解后再进行其他治疗。

四逆酒（原名“千金四逆汤”）

［**药物组成**］吴茱萸60g　当归90g　桂心90g　芍药90g　细辛60g　通草60g　生姜240g　甘草炙60g　枣12枚

［**功能主治**］主治多寒，手足厥冷，脉绝。

［**用法用量**］分4次温服。

［**制备方法**］上药以水4L，清酒4L，合煮取2L。

［**注意事项**］忌生葱、生菜、海藻、菘菜。

茶根酒

［**药物组成**］新鲜茶树根150g

［**功能主治**］治心力衰竭。

［**用法用量**］分2次饮服。

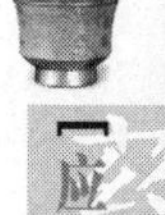

[**制备方法**]上药洗净,切片,加水适量,加黄酒50g同煎。

[**注意事项**]此为食疗单方,只能作辅助治疗,不能作为主治。

15. 阳痿不育

壮阳酒

[**药物组成**]狗肾1具　枸杞子30g　蛇床子20g　蜈蚣3条　白酒(或黄酒)1L

[**功能主治**]阳痿。

[**用法用量**]每次温饮1杯(约40g),日饮1次,连服10天为一疗程。

[**制备方法**]上药浸入酒中,1周后可饮用。

公鸡殖酒

[**药物组成**]米酒(50°)2.5L　鲜公鸡殖200g　淫羊藿　夜交藤　仙茅　路路通　桂圆肉各100g

[**功能主治**]补肾壮阳益精,治阳痿、早泄、精子数不足的男性不育症等。

[**用法用量**]内服药酒,每日早、午空腹各服药酒20ml,晚睡前服40ml。60天为一疗程。

[**制备方法**]上药共置于瓶内加酒浸泡,密封,30天后可用。鲜公鸡殖不宜用水洗或放置时间过长,忌日晒,令阉鸡者阉出鸡殖后即投入酒内。

[**注意事项**]在第一疗程用药期间,忌行房事。忌食萝卜、白菜等寒性食物。

巴戟牛膝酒(原名"巴戟天酒")

[**药物组成**]巴戟天　牛膝各90g　枸杞根白皮　麦门冬　地黄　防风各120g

[**功能主治**]治虚羸性功能衰退,阳道不举,五劳七伤。

[**用法用量**]温服,常令酒气相续,勿至醉吐。

[**制备方法**]以上均用新鲜药,若无鲜的用干的亦可,拌匀后,用黄酒5L浸,春季浸7天,秋冬季浸14天。

[**注意事项**]慎生冷、猪、鱼、油、蒜。

按:先患冷者,加干姜、桂心各60g,再加远志60g;大虚劳者加五味子、苁蓉各60g;阴下湿加五加根皮60g,有金石斛则加60g。每加60g药,则加酒500ml。此酒每年八九月中旬即合,至十月上旬即服。又方用巴戟、生牛膝各180g,捣罗以酒3500ml淹渍,服如前法。(《千金要方》)

仙灵脾酒

[**药物组成**]仙灵脾250g

[**功能主治**]强筋骨、兴阳事、理腰膝冷,治偏风手足不遂,皮肤麻木不仁,及低血压。

[**用法用量**]每日随性温服,常令醺醺,不得大醉,酒尽,再合服之。

[**制备方法**]仙灵脾袋盛,浸黄酒1.5L,密封3天。

[**注意事项**]阴虚、性欲亢进及高血压患者忌服。

按:仙灵脾又名淫羊藿,现代药理证实,能促进精液分泌亢进,精囊充满后,刺激感觉神经,间接兴奋性欲而起。

二仙酒

[**药物组成**]仙茅(米泔水浸)120g　淫羊藿120g　五加皮120g　龙眼肉100枚

[**功能主治**]用于肾阳虚衰而有虚寒表现的阳痿证,兼腰膝酸软,精液清冷,小便清长,手足不温。

[**用法用量**]每次10ml,早晚各服1次。

[**制备方法**]将上药切片,装入绢袋内,浸于4.5L白酒中,21天后启用。

[**注意事项**]五心烦热、小便黄赤、舌红少苔、脉细数者禁用。

[**附**]《妙一斋医学正印种子编》一书介绍,使用该酒兼服葆真丸,

则治疗效果尤佳。该书所载之葆真丸由下列药物配制:鹿角胶、杜仲、干山药、川楝子、白茯苓、熟地黄、菟丝子、山茱萸肉、北五味子、川牛膝、益智仁、远志、小茴香、破故纸、胡芦巴、柏子仁、穿山甲、沉香、全蝎、肉苁蓉。

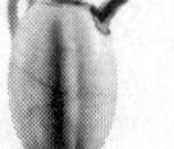

仙茅酒

[**药物组成**]仙茅

[**功能主治**]治精气虚寒,阳痿膝弱,腰痛痹缓,诸虚之病。

[**用法用量**]早、晚各饮1~2杯。

[**制备方法**]用仙茅九蒸九晒,浸酒。

[**注意事项**]阴虚火旺者忌服。

多子酒

[**药物组成**]干枸杞　桂圆肉　核桃肉　白米糖各500g

[**功能主治**]治无子。

[**用法用量**]每日服3次,适量。

[**制备方法**]上药放入绢袋内扎口,放坛内,用好烧酒7.5kg、糯米酒5L,封口,经21天取出。

对虾酒

[**药物组成**]大对虾1对

[**功能主治**]性机能减退,阳痿。

[**用法用量**]每日随量饮酒,也可佐餐,酒尽时,蒸食对虾,分顿食用。

[**制备方法**]新鲜大对虾1对洗净,置大口瓶或瓷罐中,加白酒(60°)250ml,密封浸泡7天。

灵脾地黄酒

[**药物组成**]仙灵脾250g　熟地150g

[**功能主治**]肾虚阳痿、宫冷不孕、腰膝无力,筋骨酸痛。

［**用法用量**］每日随量温饮之，常令有酒力相续，但不得大醉。

［**制备方法**］上药捣碎，用纱布包贮，置于净器内，用醇酒1.25L浸之，密封勿泄气，春夏季3天，秋冬季5天，方可开取。

补精益志酒

［**药物组成**］熟地黄120g　全当归150g　川芎45g　杜仲45g　白茯苓45g　甘草30g　金樱子30g　淫羊藿30g　金石斛90g

［**功能主治**］虚劳损伤，精血不足，形体消瘦，面色苍老，饮食减少，肾虚阳痿，腰膝酸软。

［**用法用量**］每早、晚各1次。每次空腹服1～2杯。

［**制备方法**］上药切碎成粗末，用白布袋盛，置于净器中，浸入好酒1.5L，封口。春夏季7天，秋冬季14日开取，去渣备用。

助阳酒

［**药物组成**］党参15g　熟地15g　枸杞子15g　沙苑蒺藜10g　淫羊藿10g　母丁香15g　远志肉4g　沉香4g　荔枝肉7颗

［**功能主治**］阳痿。

［**用法用量**］每早、晚各饮1～2小杯。

［**制备方法**］上九味药，用绢袋盛。用酒1L浸于干净器皿中，密封口，3天后放热水煮一刻钟，再放冷水中出火毒，过3周即成。

固精酒

［**药物组成**］杞子120g　当归（酒洗切片）60g　熟地90g

［**功能主治**］治阳痿不育。

［**用法用量**］每日早、晚各饮3～5杯，勿可太多。

［**制备方法**］上药装入绢袋，盛入坛内，加好酒五六大壶，重汤煮3

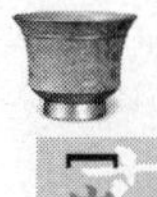

小时，埋土中7天，取出即成。

青松龄药酒

[**药物组成**]红参须600g　红花1250g　淫羊藿22.5kg　熟地黄5kg　鞭胶500g　枸杞子2.5kg　芦丁粗品100g　鹿茸粉175g　蔗糖10kg　睾丸粗粉（牛、羊睾丸）2.25kg　白酒（60°）150L

[**功能主治**]益气养血，生精壮阳，用于阳痿，盗汗等症。

[**用法用量**]口服，一次20ml，一日2次，早晚饭前服用。

[**注意事项**]妇女忌服。

草苁蓉酒

[**药物组成**]草苁蓉（即列当）1kg　好酒10L

[**功能主治**]补肾强筋，用治肾虚腰痛、阳痿、遗精、不孕等症。

[**用法用量**]每日早晚各1次，适量饮用。

[**制备方法**]将药物浸于白酒中，一日后即可使用。

钟附回春酒（原名“钟乳酒”）

[**药物组成**]钟乳（研绢袋盛）90g　附子（炮）60g　甘草（炙）90g　当归60g　石斛60g　前胡60g　薯蓣90g　五味子90g　人参60g　生姜屑60g　牡蛎（熬）90g　桂心30g　菟丝子150g　枳实60g　干地黄150g

[**功能主治**]阳痿不起，滴沥精清。

[**用法用量**]量性饮服。

[**制备方法**]上药切细，以绢袋盛，入清酒10L浸，春夏3天，冬秋7天。

[**注意事项**]服酒期间忌食海藻、菘菜、猪肉、冷水生菜、芜荑、生冷黏食等。

海马酒

[**药物组成**]海马一对　白酒500ml

[**功能主治**]治肾阳虚损，命门火衰的阳痿、腰膝酸冷等症。

[**用法用量**]每天临睡前饮1小盅。

[**制备方法**]将海马浸入白酒内，封固，2周后可饮用。

[**注意事项**]孕妇，阴虚火旺者禁用。

按：海马提取液有雄性激素样作用，临床用于肾阳虚弱的阳痿、遗尿、虚喘及妇人难产，均有良好的治疗作用。

三石酒

[**药物组成**]磁石240g　白石英(研细)300g　阳起石180g

[**功能主治**]治肾气，补虚损。

[**用法用量**]任意温服。

[**制备方法**]上药捣碎，用水淘净后，装入绢袋，以黄酒5L浸5天，任意暖服。

[**注意事项**]阴虚火旺、性欲亢进者忌服。

二冬二地酒

[**药物组成**]菟丝子120g　肉苁蓉120g　天门冬60g　生地60g　熟地60g　山药60g　牛膝60g　杜仲(姜汁炒)60g　巴戟天(去心)60g　枸杞子60g　山萸肉60g　人参60g　白茯苓60g　五味子60g　木香60g　柏子仁40g　覆盆子45g　车前子45g　地骨皮45g　石菖蒲30g　川椒30g　远志肉30g　泽泻30g

[**功能主治**]肾虚精亏、中年阳痿、老人视物昏花、神志恍惚、腰膝酸软。

[**用法用量**]每早、晚空腹服1小杯。

[**制备方法**]以上药捣成粗末，用白布包贮，置于净器中，好酒3L浸泡7～12天后开取。以后可随饮随添酒，味薄

即止。

按：本方用药和平，滋阴与温阳兼顾，健脾与益肾并蓄，宜于年老体弱者服用。

海狗肾酒

[**药物组成**]海狗肾2个　曲200g　米酒5L

[**功能主治**]肾虚阳痿、性欲减退、体弱畏冷、腰膝酸软。

[**用法用量**]每日3次，每次空腹饮1～2小杯。

[**制备方法**]将海狗肾酒浸后捣烂，同曲、米酒如常法酿酒。

按：海狗肾又名腽肭脐，为海狗科动物海狗或海豹科动物豹的雄性外生殖器，其味咸性热，暖肾壮阳，益精补髓。《和剂局方》治诸虚损有腽肭脐丸，一般用于滋补丸药中，其效大致与苁蓉、锁阳相近，此即《内经·素问》"精不足者，补之以味也"。

鹿茸虫草酒

[**药物组成**]鹿茸20g　冬虫夏草90g

[**功能主治**]温肾壮阳、益精养血，适用于肾阳虚衰，精血亏损所致腰膝酸软无力，畏寒肢冷，男子阳痿不育等症。

[**用法用量**]每日饮20～30ml。

[**制备方法**]将上药切片，以高粱酒1.5L浸泡10天，过滤饮用。

[**注意事项**]该酒性温热，阴虚者禁用。

脾肾两助酒

[**药物组成**]白术(土炒)30g　青皮30g　生地30g　厚朴(姜片炒)30g　杜仲(姜汁炒)30g　破故纸(微炒)30g　广陈皮(去净白)30g　川椒30g　青盐15g　黑豆(即炒)60g　巴戟肉30g　白茯苓30g　小茴香30g　肉苁蓉30g

[**功能主治**]脾肾两虚、男子阳痿，女子月经不调，赤白带下。

[**用法用量**]每早、晚空腹温服1～2杯。

[**制备方法**]上药捣成粗末，用白布或绢袋贮，置净器中，用高粱酒1.5L浸，封口，春夏季7天，秋冬季浸10天后开取。

[**注意事项**]勿食牛、马肉，妇女受胎不可再服。

16. 淋症、溺精

柘桑白皮酒

[**药物组成**]柘白皮50g　桑白皮(切)50g

[**功能主治**]治虚劳尿精。

[**用法用量**]分3次服。

[**制备方法**]上药切碎，以黄酒500ml，煮取300ml。

按：一方柘白皮作石榴皮。

17. 癥瘕瘤癌

冰片止痛酒

[**药物组成**]冰片(好冰片，上片更好)30g　白酒500ml

[**功能主治**]止痛，用于晚期癌症的疼痛。

[**用法用量**]将溶液涂擦在癌症放射疼痛剧烈处，开始用药时，每天可擦10次以上，以后随疼痛减轻，一天擦数次即可。

[**制备方法**]混合溶解后即可应用。

[**注意事项**]伤口溃烂处禁用。

壁虎酒

[**药物组成**]活壁虎30条　酒(60°)500ml

[**功能主治**]食道癌。

[**用法用量**]适量饮服。

[**制备方法**]活壁虎浸入酒内，7天后去掉壁虎。

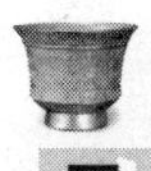

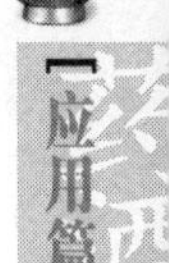

蟾蜍酒

[**药物组成**]蟾蜍(每只 125g)15 只

[**功能主治**]白血病。

[**用法用量**]成人每次 15 ~ 30ml,一日 3 次,饭后服。儿童酌减。连续用药直至症状完全缓解。其后维持缓解治疗,服药半月,间歇半月。

[**制备方法**]取蟾蜍 15 只,剖腹去内脏洗净加黄酒 1.5L,放入瓷罐中封闭,然后置入铝锅内加水,用火煮沸 2 小时,将药液过滤,即得。

[**附**]蟾蜍治疗肿瘤有悠长的历史,其作用机制:①直接杀灭白血病细胞。②提高机体免疫机能。正常剂量对肝肾无损害,仅有心悸和胃肠道反应。

噎膈酒

[**药物组成**]荸荠 120g　厚朴 30g　陈皮 30g　白蔻仁 30g　白糖 120g　桔饼 30g　冰糖 120g　蜜 60g

[**功能主治**]适用于噎膈早期病症,如吞咽梗阻不畅,胸膈痞满,嗳气时作等。现代医学中的食道癌、贲门癌、贲门痉挛、食道憩室、食道炎等,往往有上述表现。

[**用法用量**]适量饮服,每日早、午、晚各饮 1 ~ 2 杯。

[**制备方法**]将荸荠、厚朴、陈皮、白蔻仁用白酒浆 1.5L,烧酒 1.5L 在浸坛内浸泡 10 余天,兑入白糖、蜂蜜即成。

[**注意事项**]噎膈发展,会出现郁热伤津的表现,如患者口干咽燥,大便干结,五心烦热等,宜以滋养阴液为主的方法进行治疗。

按:噎膈是中医用的一个病症名。轻者,吞咽之时便塞不畅;重者,饮食不下,食入即吐。

18. 关节疼痛

抗风湿酒

[**药物组成**]五加皮 20g　麻黄 20g　制川乌 20g　乌梅 20g　制草乌 20g　甘草 20g　木瓜 20g　红花 20g

[**功能主治**]舒筋活血,祛风除湿。用于风湿性关节炎。

[**用法用量**]口服。每次 5 ~ 10ml,每日 3 次。

[**制备方法**]上药浸于白酒(60°)1L 中,10 天后过滤,滤液静置 24 小时,过滤备用。

[**注意事项**]本品处方中的川乌、草乌毒性较大,需要在用药时加工炮炙。

半枫荷叶酒

[**药物组成**]半枫荷　阴香皮(别名假桂枝)　千斤拔　当归　五加皮　首乌各 1.5kg　橘红皮　熟川乌　牛膝各 1kg

[**功能主治**]祛风湿,强筋骨,止疼痛。主治腰腿痛、腰肌劳损、腰膝关节扭伤、挫伤、腰腿关节风湿、类风湿性脊椎炎等。

[**用法用量**]饮服。每次 5 钱,每日早、晚各 1 次。

[**制备方法**]将上药洗净,切片,放置于有盖的陶瓷缸内,加 50° ~ 60°糖波酒(榨蔗糖的糖波蒸出的酒)50L,密盖浸渍 2 ~ 3周(夏季可以减少几天,冬季可稍增加几天),取出浸液滤清即得。

八角枫酒

[**药物组成**]八角枫

[**功能主治**]祛风除湿,舒筋活络。用于慢性风湿性关节炎。

[**用法用量**]口服。每次 10ml,每日 2 ~ 3 次。

[**制备方法**]取八角枫干根洗净切细,放入白酒中(1:3)浸泡 20

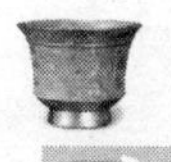

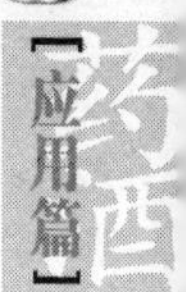

天，隔日搅拌一次密闭，去药渣过滤，取其上清药液即得。

长宁风湿酒

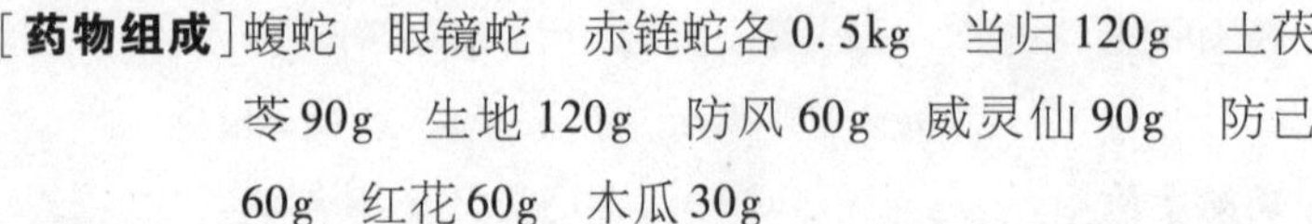

[**药物组成**]蝮蛇　眼镜蛇　赤链蛇各 0.5kg　当归 120g　土茯苓 90g　生地 120g　防风 60g　威灵仙 90g　防己 60g　红花 60g　木瓜 30g

[**功能主治**]祛风湿，通经络，除痹止痛。适用于类风湿性关节炎及其它性质的关节炎。

[**用法用量**]每次服 10～15ml，一日 3 次。

[**制备方法**]蝮蛇、眼镜蛇、赤链蛇均须用活蛇，分别浸酒 1L，3 周后滤取酒液，等量混合成为“三蛇酒”。余药用高粱酒(60°)1.5L 浸泡 3 周，然后取用滤液。药渣再加水煎煮，再过滤取药汁去渣。将药酒、药汁、三蛇酒三者等量混合即成。

按：该酒以祛风通络攻毒的蛇类，配以祛风湿、通经络类药及活血化瘀养血类药物。蛇组织含有丰富的生理活性物质，在抗炎、抗癌、扶助正气等方面有着广泛应用。蛇毒比吗啡有更强大、更持久的镇痛作用。

三蛇酒

[**药物组成**]蝮蛇　眼镜蛇　火赤链(均用活蛇，先饿 4～5 天，待消化道排空)各 1000g　当归　生地各 120g　威灵仙　土茯苓各 90g　防风　红花各 60g　木瓜 30g

[**功能主治**]类风湿性关节炎。

[**用法用量**]每日 3 次，每次服用 10ml。

[**制备方法**]三蛇分别以酒 1.5L 浸，余药也用酒 1.5L 浸泡，一月后，蛇和中药滤去，取酒液等量混合即成。

乌蛇浸酒

[**药物组成**]乌蛇1条

[**功能主治**]治疗白虎风及产后、病后之贫血。

[**用法用量**]温服。每次5~10ml,每日2次。

[**制备方法**]乌蛇刷去尘土,用好酒1L浸7天即成。

按：白虎风：又名历节风。指发生在关节部位的红肿和运动障碍，表现为关节疼痛、肿胀、屈伸不利、汗出、发热，甚者脚肿、头眩、气短、欲呕等，与感受风湿邪气相搏于关节有关。

风湿酒(1)

[**药物组成**]狗脊250g　威灵仙150g　忍冬藤250g　紫花前胡150g　当归100g　白酒6500g　白糖1500g

[**功能主治**]祛风湿,止痹痛。用于风湿痹痛、腰膝酸痛、四肢麻木、关节炎。

[**用法用量**]口服。一次15~30ml,一日3次。

[**注意事项**]高血压病及心脏病患者忌服。

风湿酒(2)

[**药物组成**]制川乌15g　制何首乌15g　制草乌6g　追地风9g　千年健9g　白酒250g

[**功能主治**]祛风散寒,活血止痛。用于风湿性关节炎、类风湿性关节炎、腰腿痛。

[**用法用量**]口服。每次5~10ml,每日3次。

[**制备方法**]将上药浸泡于白酒中,密封48小时,滤过备用。

[**注意事项**]高血压病、心脏病、风湿热、严重溃疡病患者均忌食。

风湿骨痛酒

[**药物组成**]鸡血藤90g　络石藤90g　五加皮30g　木瓜60g

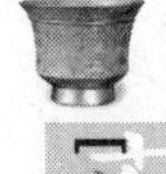

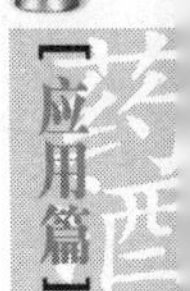

桑寄生 90g　海风藤 90g　白酒适量

[**功能主治**]祛湿舒筋通络。用于风湿性关节炎及关节疼痛。

[**用法用量**]口服。每次 15～30ml,每日 1～2 次。

[**制备方法**]将上药切成薄片,按冷浸法制成药酒 1.5L。

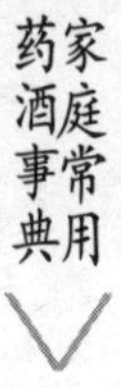

五加皮酒

[**药物组成**]五加皮

[**功能主治**]壮筋骨,填精髓,去一切风湿痿痹。并治风湿性关节炎。

[**用法用量**]随量饮服。

[**制备方法**]用五加皮洗刮去骨,煎汁,和曲、米酿酒。或切碎袋盛,浸酒。或加当归、牛膝、地榆诸药。

五加皮药酒

[**药物组成**]五加皮 150g　当归 150g　肉桂 150g　牛膝 100g　防已 100g　白术(炒)100g　陈皮 100g　姜黄 100g　独活 75g　栀子 75g　白芷 50g　白糖 1.5kg　白酒(50°)kg

[**功能主治**]通经活络,祛风散寒。用于风寒湿痹、周身骨节疼痛。

[**用法用量**]温服。每次 10～15ml,每日 2～3 次。

[**注意事项**]孕妇忌服。

白蒺藜药酒

[**药物组成**]蒺藜(去皮、刺)1500g　青稞 500g

[**功能主治**]祛风除湿,通经活络。用于风湿性关节炎、关节肿痛、头晕、耳鸣及慢性盆腔炎、肾炎、妇女月经不调、白带过多。

[**用法用量**]热服。每次 50～100ml,一日 2 次。

[**制备方法**]取白蒺藜 1000g,与青稞混合,加水约 4L,煎煮,取出放至室温,下曲发酵。再取白蒺藜 500g,加水 10L,煎

煮汤液，慢慢兑入上述发酵液中，置热处，密封贮存6～8天即得。

关节炎酒

［**药物组成**］川乌6g　枸杞子9g　红花6g　杜仲9g　草乌6g　当归6g　木瓜6g　乌蛇9g　牛膝9g　党参6g

［**功能主治**］活血祛风，强筋壮骨。用于风湿性关节炎。

［**用法用量**］口服。每次10ml，每日2次。

［**制备方法**］用白酒(60°)500ml，浸泡7天即得。

爬山虎叶药酒

［**药物组成**］鲜爬山虎叶3.5kg　活雄螃蟹2只　活土鳖虫4个　白酒500ml

［**功能主治**］活血祛湿。用于风湿性关节炎。

［**用法用量**］每日早、晚各服1酒杯。

松节酒

［**药物组成**］松节250g

［**功能主治**］治百节风虚、脚痹疼痛，风湿性关节炎。

［**用法用量**］温服。每次1盅，每日3次。

［**制备方法**］上药拌和放入瓮中，加入白酒1L，密封21天，开取。

参蛇浸酒

［**药物组成**］丹参50g　白花蛇10～25g

［**功能主治**］祛风活络通瘀。治游走性关节疼痛。

［**用法用量**］口服。每日临睡前服10～20ml。

［**制备方法**］将蛇剪碎，浸于1.25L白酒(62°)中，浸泡7天后即可。

［**注意事项**］若服数天后关节疼痛加重者，则不宜服此方药。

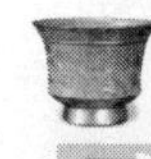

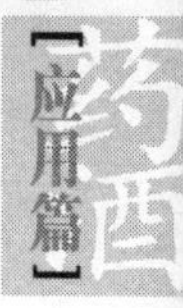

金钱白花蛇酒

[**药物组成**]金钱白花蛇一条　烧酒 1kg

[**功能主治**]游走性关节疼痛。

[**用法用量**]每晚临睡前服 1～3 匙(约 10～30ml)。

[**制备方法**]上药躯干剪断,浸入 1L 烧酒内,隔 7 天服用。

[**注意事项**]血虚风热及结核性关节炎不宜应用。

筋骨疼痛酒

[**药物组成**]当归 50g　木香 40g　玉竹 200g　黄芪 75g　党参 75g　苦楼 100g　虎杖 96g　桂皮 75g　枸杞子 75g　秦艽 50g　川乌(制)40g　草乌(制)40g　续断 100g　肉桂 50g　红花 100g　白酒 17.12kg　砂糖适量

[**功能主治**]祛风除湿,舒筋活血。用于筋骨酸痛、四肢麻木、风湿性关节炎。

[**用法用量**]口服。每次 10～15ml,一日 3 次,或遵医嘱。

[**注意事项**]按规定量服用,切忌多服。孕妇及高血压患者忌服。

丝瓜络酒

[**药物组成**]丝瓜络 150g

[**功能主治**]关节酸痛。

[**用法用量**]每次 1 小盅饮服。

[**制备方法**]上药加 500ml 白酒,浸泡 7 天,去渣即得。

蕲蛇药酒

[**药物组成**]蕲蛇(去头)120g　红花 90g　当归 60g　秦艽 60g　羌活 60g　蔗糖 960g　香加皮 60g　白酒 9.6L　防风 30g

[**功能主治**]活血通络,祛风除湿。用于关节疼痛,四肢麻木。

[**用法用量**]口服。一次 15～30ml,一日 2 次。

雪莲药酒

[**药物组成**]雪莲花500g 木瓜50g 独活35g 秦艽25g 桑寄生50g 杜仲40g 当归40g 党参50g 黄芪40g 鹿茸15g 巴戟天25g 补骨脂25g 香附20g 黄柏20g 芡实50g 五味子16g

[**功能主治**]祛风湿,养精血,补肾强身。用于肾虚、气血不足、风湿侵袭的关节肌骨疼痛,以及腰部酸痛、倦怠无力、目暗耳鸣、月经不调等证。

[**用法用量**]口服。每次15~20ml,每天2次。

[**制备方法**]上药粉碎成粗末,置于容器内,加入15L白酒,密闭浸泡25~30天,然后取渣榨净弃之,取澄清酒液,加入1500ml冰糖溶化,过滤后即可。

[**注意事项**]孕妇忌服。

按:该酒重用雪莲花,现代药理证明,雪莲乙醇提取物,具有抗炎镇痛作用。

蕲蛇天麻酒(原名"蕲蛇药酒")

[**药物组成**]蕲蛇12g 羌活6g 红花9g 防风3g 天麻6g 五加皮6g 当归6g 白糖90g 秦艽6g

[**功能主治**]祛湿通络。用于风湿性或类风湿性关节炎,关节疼痛等症。

[**用法用量**]口服。每次最多不能超过60ml,每日2次。

[**制备方法**]将上药粉碎成粗粉,按渗漉法制成药酒1L即成。

当归松叶酒

[**药物组成**]新松叶(切碎,洗净,漉干)1000g 当归150g

[**功能主治**]关节疼痛,肢体不遂。

[**用法用量**]随量饮服。

[**制备方法**]上药放入净器中,用清酒2.5L浸41天后开封。

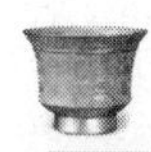

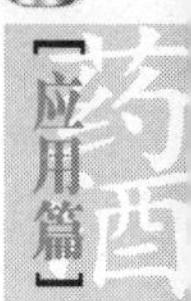

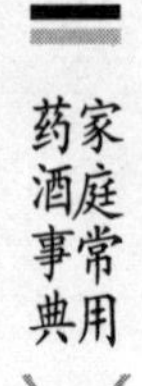

葎草酒

[**药物组成**]鲜大叶拉拉藤(葎草)1000g　鲜土牛膝100g　白酒1L

[**功能主治**]全身大小关节疼痛。

[**用法用量**]口服。每日2~3次,每日不少于50ml,不超过100ml。

[**制备方法**]上药切碎,同酒一起放入坛内浸泡7~10天。

虎杖酒

[**药物组成**]虎杖

[**功能主治**]清热利湿,活血散瘀。用于关节炎,女子月经不通,症块。

[**用法用量**]口服。每次25ml,每日2次。

[**制备方法**]虎杖捣碎,以酒浸泡。

[**注意事项**]月经过多者,经期停服;孕妇忌服。

[**附**]临床观察,急性风湿性关节炎患者,服酒量宜小;患慢性关节疾病,特别是类风湿关节炎(包括类风湿性脊椎炎)患者,服酒量宜大。

臂痛药酒

[**药物组成**]生黄芪30g　甘枸杞15g　淮牛膝12g　秦艽9g　当归9g　片姜黄9g　威灵仙9g　赤芍9g　桑寄生9g　海桐皮12g　川桂枝9克　炙甘草6g　北沙参9g　独活6g　川芎6g　茯神9g　防风6g　杜仲9g

[**功能主治**]臂痛。

[**用法用量**]口服。每次9ml,每日2次。

[**制备方法**]上药浸好黄酒1L,浸10天即成。

按:药酒中治疗风湿、关节疼痛、腰膝疼痛的颇多,但明确主治臂痛的药酒很少,本方益气养血与祛风通络并用,辛香之中寓有甘润，是一祛邪与补益同用，局部与整体兼顾的良方。年迈体弱者亦可服用。

泽兰酒

[**药物组成**]泽兰　糖各500g　桂心　人参各90g　远志60g　生姜150g　麻仁500g　桑根白皮90g

[**功能主治**]治因房劳过度而引起的伤中里急，胸胁挛痛，欲呕血，时寒时热，小便黄赤。

[**用法用量**]饭前服100ml，白天3次，入夜1次。

[**制备方法**]上药切细，以醇酒5L煮取700ml，去渣放糖。

复方当归酒

[**药物组成**]红花55g　当归80g　制何首乌55g　小血藤80g　白酒1000ml

[**功能主治**]活血化瘀，镇痛。适用于肝肾不足，瘀血阻滞型的骨性关节炎，局部刺痛，部位固定，夜间尤甚，腰膝酸软。

[**用法用量**]每次饮用10ml，早晚各1次，最大剂量不要超过20ml。

[**制备方法**]上药制为粗末，置于绢袋中，在酒中密封浸泡10天。

按：骨性关节炎由肝肾精血亏虚，筋骨失养，气血郁滞，经脉不畅造成。本文以制首乌补肝肾，益精血；当归养血活血；红花、小血藤活血止痛而达到治疗目的。

19. 腰腿疼痛

首乌苡仁酒

[**药物组成**]生薏仁120g　制首乌180g

[**功能主治**]肾虚风寒腰痛。

[**用法用量**]每日早、晚各1次，一次约2酒盅。

[**制备方法**]上药共浸泡于白酒中，蜡封瓶口，置阴凉处15天，去

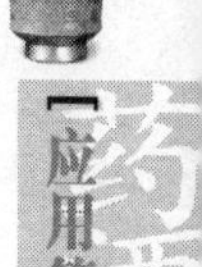

渣备用。

丁公藤酒

[**药物组成**]丁公藤 200g　50°米酒适量

[**功能主治**]风湿性腰腿痛。

[**用法用量**]口服,每次 15 ~20ml,每日 2 次。

[**制备方法**]将药切细,蒸半小时,加入米酒,浸渍 15 天,滤取 1000ml 浸出液即得。

巨胜酒方

[**药物组成**]巨胜(胡麻)100g　薏苡米 30g　干地黄 250g　白酒 1000ml

[**功能主治**]强筋益骨,祛风湿,因肝肾不足,筋骨失养,以致风湿痹阻而引起的足膝无力,筋挛急痛等症。

[**用法用量**]每日 1 次,每次 30ml。

[**制备方法**]上药用纱布袋盛,放入酒坛内,浸泡 7 天即成。

枫蛇酒

[**药物组成**]干枫荷梨根 150g　蕲蛇　乌梢蛇各 100g　金钱白花蛇 3 条

[**功能主治**]由于风寒湿邪或损伤瘀滞,经络痹阻而成腰腿疼痛。

[**用法用量**]每次 30 ~ 50ml(可根据酒量大小适量增减)每日 3 次。

[**制备方法**]上药置容器中,加白酒适量,略高于药面 10cm 左右,密封,浸 1 个月左右后饮用(服完后可再用白酒浸 1 次)。

[**附**]枫荷梨性味甘温,有祛风湿作用,蛇类药物能搜风通络止痛,相互配合,对治疗风湿痹痛诸证,有相得益彰之功。

杜仲酒

[**药物组成**]杜仲250g

[**功能主治**]补肾虚,治腰背痛。

[**用法用量**]每日服3次。

[**制备方法**]用杜仲250g去皮,黄酒1000ml,浸7天即成。

杜仲丹参酒(原名"杜仲酒")

[**药物组成**]杜仲(去粗皮)　丹参各240g　川芎150g

[**功能主治**]治腰痛。

[**用法用量**]随性多少温服。

[**制备方法**]上药切细,用黄酒2L,浸5天即成。

按:本方杜仲补肾壮腰,丹参、川芎活血祛瘀,所以适宜于疼痛程度较轻,血瘀凝滞的陈伤性腰痛。

杜仲丹羌活酒(原名"杜仲酒")

[**药物组成**]杜仲(去粗皮切炒)　干姜(炮)　萆薢　羌活(去芦头)　天雄(炮裂去皮脐)　蜀椒(去目及闭口者,炒出汗)　桂(去粗皮)　川芎　防风(去叉)　秦艽(去苗叶)　甘草(炙)各30g　细辛(去苗叶)　五加皮　石斛(去根)　续断　地骨皮(洗)各3g　桔梗45g

[**功能主治**]肾虚冷或感寒湿,腰脚冷痹或为疼痛。

[**用法用量**]每日温1盅服,不拘时,常使如醉。

[**制备方法**]上药切细,用黄酒2L,瓷瓶内浸密封,以重汤煮4小时,取出待冷开封。

腰痛酒

[**药物组成**]杜仲15g　破故纸9g　苍术9g　鹿角霜9g

[**功能主治**]温肾散寒,除风利湿。用于风湿腰痛,远年腰痛。

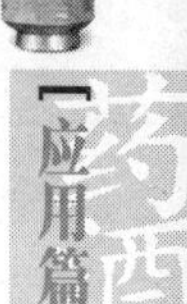

［**用法用量**］口服，每次2酒杯，早晚各1次，连服7天。
［**制备方法**］将上药研成粗粉，加入白酒500ml，浸泡7天，过滤去渣即成。

强肾活血酒

［**药物组成**］杜仲240g　独活120g　干地黄120g　当归120g　丹参120g　川芎120g
［**功能主治**］强肾活血，疗腰膝髀连腿脚疼酸。
［**用法用量**］初服2杯，一日3次，以清醒为度。
［**制备方法**］上药切细，装入绢袋，以黄酒3L，浸5天即成。
［**注意事项**］忌食芜荑。

萆薢浸酒方

［**药物组成**］萆薢　牛膝（去苗）　石斛（去根）　熟干地黄各90g　防风（去芦头）　独活　川芎　山茱萸　当归　酸枣仁（微炒）　桂心（微炒）各60g　火麻仁150g
［**功能主治**］治腰脚风毒，攻注疼痛。
［**用法用量**］每日三五次，温服1盅，常令醺醺，勿至大醉。
［**制备方法**］上药锉细，盛入绢袋，用好酒5L，浸于瓷瓶中，密封7天后开放。

海桐羌活酒

［**药物组成**］海桐皮60g　牛膝　川芎　羌活　地骨皮各30g　甘草15g　薏米仁60g　生地黄250g
［**功能主治**］治腰膝痛。
［**用法用量**］适量饮服。
［**制备方法**］上药用酒浸。

按：方中海桐皮、羌活，祛风胜湿，薏米仁淡渗利湿滋阴；川芎活血通络，生地黄、地骨皮滋阴凉血，甘草中和。

牛膝海桐酒(原名"牛膝酒")

[**药物组成**]牛膝　川芎　羌活　地骨皮　五加皮　薏苡仁各30g　甘草　生地黄各15g　海桐皮60g

[**功能主治**]治腰膝痛不可忍。

[**用法用量**]每次服1小杯,一日三四杯,常令酒气不绝为佳。

[**制备方法**]上药切细,装入绢袋,加入黄酒2000ml,冬季14天,夏季7天,服用数次后摇晃片刻后再浸三五天。

萆薢酒

[**药物组成**]卑薢　杜仲(去粗皮,炙)各90g　枸杞根皮(洗)150g

[**功能主治**]风湿腰痛,久湿痹不散。

[**用法用量**]温服,不拘时间,常至微醉。

[**制备方法**]上药细锉,用好酒1000ml,浸于净瓶内密封,重汤煮2小时,取出待冷即成。

秦艽牛膝酒(原名"秦艽酒"、"牛膝酒")

[**药物组成**]牛膝　秦艽(去苗叶)　川芎　防风　桂(去皮)　独活(去芦)　丹参　白茯苓(去皮)各60g　石斛(去杯)　杜仲(去皮 炙)　附子(炮去皮脐)　麦门冬(去心)　地骨皮　干姜(炮)各15g　五加皮150g　薏苡仁30g　大麻仁(炒)15g

[**功能主治**]治肾气虚冷,复感寒湿为痹,治胞痹及忧恚内伤。

[**用法用量**]每次服半盅,空腹温服每日2次。

[**制备方法**]上药锉细如麻豆大,盛入绢袋,用黄酒3.5L浸泡,春夏季浸3天,秋冬季浸5天。

青囊药酒

[**药物组成**]苍术(米泔浸炒)　乌药　牛膝(去芦)　杜仲(姜汁

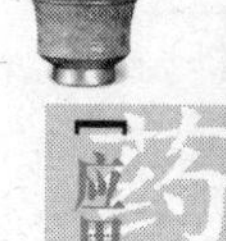

炒)各60g　陈皮　厚朴(姜汁炒)　当归　枳壳(去瓤,麸炒)　独活　槟榔　木瓜各30g　川芎　白芍　桔梗(去芦)　白芷　茯苓(去皮)　半夏(姜汁炒)　麻黄　肉桂　防已　甘草各30g

[**功能主治**]男女风湿相搏,腰膝疼痛,或因坐卧湿地,雨露新袭,遍身骨节疼痛,寒湿气宜服。

[**用法用量**]随量饮之,药渣晒干为末,酒糊为丸,如梧桐子大。每次服七八十丸,空腹送酒下。

[**制备方法**]上药切细,以麻布袋盛之,用黄酒3L,将药悬坛内,密封坛口,锅内煮1小时,然后取出,过3天后,去药渣。

巴戟羌活酒(原名“巴戟酒”)

[**药物组成**]巴戟天(去心)60g　羌活(去芦)　牛膝各60g　当归(切焙)60g　石斛(去根)60g　蜀椒(去目闭口,炒出汗)15g　生姜90g

[**功能主治**]治风冷或寒湿伤腰脚,冷痹或疼痛,强直不得屈伸。

[**用法用量**]每次温服1盅,常服如醉。

[**制备方法**]上药分别切碎,用酒1.5L,瓷瓶内浸密封,以重汤煮1～2小时取出,待冷开封。

补益黄芪浸酒

[**药物组成**]黄芪(去芦头)60g　萆薢　防风(去叉)　川芎　牛膝(去苗)各45g　独活(去芦头)　山茱萸各30g　五味子30g

[**功能主治**]虚劳手足厥冷,脚膝疼痛。

[**用法用量**]每日空腹温服半盅。

[**制备方法**]上药切细,装入绢袋,用好黄酒2L浸,秋冬季5天,春夏季3天。

石斛秦艽酒(原名“石斛酒”)

[**药物组成**]生石斛500g　秦艽　远志各150g(去心)　橘皮　白术各90g　丹参　茯神　五加皮各180g　桂心120g　牛膝240g

[**功能主治**]大下之后,四体虚寒,脚中羸弱,腰挛痛,食饮减少,皮内虚疏。

[**用法用量**]一次15ml,渐加至25ml,以清醒为度。

[**制备方法**]上药切细,用黄酒7.5L浸7天。

羌独活酒(原名“羌活酒”)

[**药物组成**]羌活(去芦头)180g　独活(去芦头)60g　五加皮90g　黑豆(紧小者炒熟)500g　生地黄汁(煎十沸滤过)500ml

[**功能主治**]治腰痛强直,难以俯仰。

[**用法用量**]每服任性饮之,常令有酒力。

[**制备方法**]上药除黑豆地黄汁外,余三味,锉如麻豆大,放入黄酒2L中,待酒热下黑豆及地黄汁于铛中,煮鱼眼沸取出,去药渣候冷。

桂术苓甘酒

[**药物组成**]桂心90g　白术120g　茯苓120g　甘草60g

[**功能主治**]肾著。

[**用法用量**]一次服完,每日3次。

[**制备方法**]上药捣筛为细末,每次服9ml,放入黄酒1000ml,煮五六沸,去渣。

[**注意事项**]忌食生葱、桃李、雀肉、海藻、菘菜、酢物。

按:肾著,中医病名,为肾虚,腰部受寒湿引起,主要表现为身重、腰冷似肿,如坐水中,不渴、小便正常、饮食正常等。

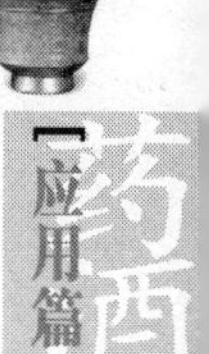

薏苡防风酒(原名“薏苡仁酒”)

[**药物组成**]薏苡仁　牛膝(去芦)各90g　防风(去芦)　独活生干地黄各60g　当归(微炒)　酸枣仁(微炒)　黄柏、丹参(去芦)　桂心　附子(炮裂去皮脐)各60g　黑豆(炒令熟)500g

[**主治功效**]治肾脏风毒流注,腰膝拘急疼痛。

[**用法用量**]饭前温服1小盅。

[**制备方法**]上药装入绢袋,用酒4L,浸5~7天开始服用。

加味地黄酒

[**药物组成**]熟地250g　红参50g　黄芪100g　当归30g　地龙30g　山甲珠20g　田三七20g

[**功能主治**]坐骨神经痛。

[**用法用量**]每次25ml,日服2次。

[**制备方法**]上药捣细,加白酒2L,浸7天开始服用。

20. 风湿、麻木、拘挛

冯了性药酒

[**药物组成**]丁公藤19.2kg　白芷1.6kg　五加皮1.2kg　麻黄3.2kg　青蒿子1.6kg　当归尾1kg　桂枝1.6kg　小茴香1.2kg　川芎1kg　威灵仙1.6kg　防己1.2kg　建栀1kg　羌活1.2kg　独活1.2kg　白酒(50°)192L

[**功能主治**]祛风通络、散寒止痛,治疗风寒湿痹,四肢麻木,筋骨酸痛。

[**用法用量**]口服,一次15g,一日3次,空腹饮服。年老体弱者减半。若有酸痛时,宜用老生姜磨碎,加药酒少许,用碗或杯盛,隔水炖热,频擦患处。

[**制备方法**]①温浸法：在浸泡期间，加热1～5次，但须以成品的色泽为质量标准而确定，通常是加热2～3次。加热方法，是以水浴为热源，浸液通过管道间接加温。②冷浸法：密闭、静置浸泡，时间以夏秋季短，春冬季长，一般在45～60天之间。开缸时，检验质量，如不符标准还须续浸。

按："冯了性药酒"广东名为"冯了性风湿跌打药酒"，上海曾一度改名为"风痛药酒"，现据上海市卫生局"沪卫药（79）第10号"文件批准，仍恢复"冯了性药酒"名称。

舒筋活络酒

[**药物组成**]木瓜45g　桑寄生75g　玉竹240g　续断30g　川牛膝90g　当归45g　川芎60g　红花45g　独活30g　羌活30g　防风60g　白术90g　蚕沙60g　红曲180g　甘草30g　红糖555g　白酒11.1L

[**功能主治**]祛风除湿，舒筋活络。用于风寒湿痹，筋骨疼痛，四肢麻木。

[**用法用量**]口服。一次20～30ml，一日2次。

[**注意事项**]孕妇慎服。

梅子酒

[**药物组成**]梅子

[**功能主治**]风湿痛。

[**用法用量**]适量分次饮服，也可取酒搽患处。

[**制备方法**]以酒浸没梅子若干，高出2cm为宜，浸1月即成。

草乌酒

[**药物组成**]制草乌20g　当归70g　白芍70g　黑豆70g　忍冬90g

[**功能主治**]手足风湿性疼痛，并治妇女鸡爪风。

[**用法用量**]不拘时，随量温饮，渣爆干为末，酒调服。

[**制备方法**]上五味，将黑豆炒半熟，入1.5L酒中，再将另四味药碎细入酒中，浸5天后开取。

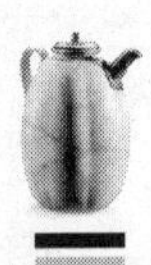

络石藤酒

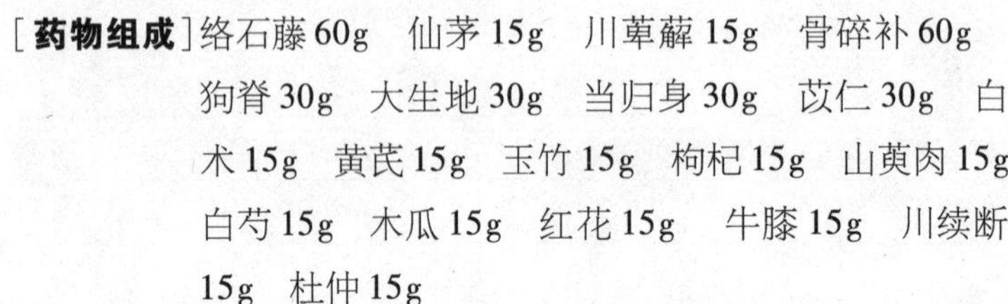

[**药物组成**]络石藤60g　仙茅15g　川萆薢15g　骨碎补60g　狗脊30g　大生地30g　当归身30g　苡仁30g　白术15g　黄芪15g　玉竹15g　枸杞15g　山萸肉15g　白芍15g　木瓜15g　红花15g　牛膝15g　川续断15g　杜仲15g

[**功能主治**]补肝肾，益气血，祛风湿，舒经络，适用于肝肾不足，脾虚血弱，夹有风湿的肢体麻木、疼痛，腰膝酸软，体倦身重等症。

[**用法用量**]视个人酒量每日饮用1～2小盅，不可过服。所余药渣还可依法再浸一次。

[**制备方法**]将上述药物切制成片，装入绢袋，浸黄酒5kg，容器口封固，隔水加热半小时后，静置数日即成。

[**注意事项**]该方中的仙茅有小毒，应注意用量。

[**附**]据《湖南药物志》记载，治疗风湿筋骨疼，也可单用络石藤浸酒服。还有的验方以络石藤、当归、枸杞子三味药配制药酒治疗精血不足，兼有风湿之邪的筋骨疼痛、腰膝无力等症。

按：络石藤味苦微寒，具有祛风通络的作用，善治风湿痹痛，筋骨拘挛等症，配以其他诸药活血通络，健脾祛湿，补肝肾强筋骨，合成扶正祛邪兼顾之方。

祛风越痹酒

[**药物组成**]白术150g　当归150g　杜仲90g　牛膝90g　防风90g　苍术60g　川芎60g　羌活60g　红花60g　威灵仙30g

[**功能主治**]凡风湿关节疼痛，活动不便，或肢体麻木，腰膝酸软无

力者，常可服之。

[**用法用量**]每日早、晚各饮1次，适量饮用。

[**制备方法**]将上述药物切片，用绢袋盛好，置于酒坛中封固，用黄酒10kg浸5～7天，再隔水加热煮透。

按：本方所用祛风湿、通经络之药，皆避免大毒刚猛之品，配方安全和缓，又助以养血活血、益肝肾的药物，扶正祛邪兼顾，看似平淡，深合医旨。

蚁酒

[**药物组成**]大蚂蚁60g　白酒500g

[**功能主治**]祛风止痛，通经活络，强壮筋骨，主治风湿痹痛，手足麻木，全身窜痛，末梢神经炎，周围神经炎。

[**用法用量**]成人每次口服15～30ml，早晚各1次。

[**制备方法**]以白酒500ml，泡大蚂蚁60g，半月后即可服用。

按：现代研究证明：蚂蚁体内所含的化学成分有蛋白质、脂肪、碳水化合物，必须氨基酸，以及构成人体的20多种容量元素和微量元素，维生素B_1、维生素B_2、维生素D等，还有性激素，ATP，微量蚁酸和特殊的醛类化合物。它的力气来源是体内有一种特殊的蚁醛，是一种珍贵补品，其营养价值可超过人参、蜂王浆。因此能益精健骨，强筋壮力，治疗多种疾病（《上海中医药杂志》）。

丁公藤风湿药酒

[**药物组成**]丁公藤1000g　桂枝30g　麻黄37.5g　羌活3g　当归3g　川芎3g　白芷3g　补骨脂3g　乳香3g　猪牙皂3g　陈皮13g　苍术3g　厚朴3g　香附3g　木香3g　枳壳20g　白术3g　山药3g　黄精8g　菟丝子3g　小茴香3g　苦杏仁3g　泽泻3g　五灵脂3g　蚕沙6.5g　白酒4.25L

[**功能主治**]祛风除湿，消瘀止痛。用于风寒湿痹，手足麻木，腰腿

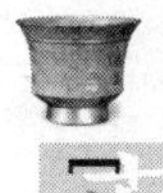

酸痛，跌打损伤。

[**用法用量**]口服，一次10~15ml，一日2~3次，外用擦患处，若有肿痛黑瘀，用生姜捣烂炒热，加入药酒适量，擦患处。

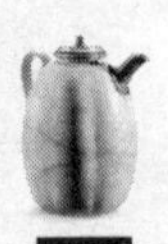

[**注意事项**]孕妇可擦患处，但忌擦腹部和忌内服。

伤湿止痛药酒

[**药物组成**]红毛五加皮4g　楤木皮22g　三角风54g　豨莶草48g　海风藤32g　当归48g　大血藤48g　伸筋草48g　老鹳草32g　骨碎补（烫）48g　川牛膝38g　秦艽32g　重楼32g　羌活32g　独活32g　首乌藤48g　黄精（制）96g　南沙参96g　白酒8000g

[**功能主治**]舒筋活络，祛风除湿，强壮筋骨。用于风湿麻木，筋骨腰膝关节疼痛，跌打损伤。

[**用法用量**]口服，一次15~20ml，一日2次。

[**注意事项**]孕妇忌服。

十七味药酒

[**药物组成**]牛膝90g　白石英120g　磁石120g　石斛90g　制附子90g　萆薢30g　丹参30g　防风30g　山萸肉30g　黄芪30g　羌活30g　羚羊角30g　酸枣仁30g　生地60g　肉桂60g　云茯苓60g　杜仲45g

[**功能主治**]风湿痹痛，筋脉挛急，腰脚软弱无力，视听不明。

[**用法用量**]每日早、晚各1次，每次空腹温饮1小盅，边饮边添酒，味淡为止。

[**制备方法**]上药捣碎成细末，盛入白布袋，悬于瓷瓶中，用白酒3.5L浸之，经10天开取。

大风引酒

[**药物组成**]大豆100g　制附子16g　枳实20g　泽泻20g　陈皮

20g　茯苓20g　防风20g

[**功能主治**]风湿痛,遍身胀满。

[**用法用量**]每次服一份,三份为一疗程。

[**制备方法**]上七味药,将后六味捣碎细,装入绢袋,置净器中,用米酒1L、水1L煮大豆。取1L,浸器中,煮取0.5L,分三份。

木瓜酒

[**药物组成**]木瓜80g　玉竹80g　栀子150g　五加皮60g　羌活60g　独活60g　当归60g　陈皮60g　秦艽40g　川芎40g　红花40g　千年健40g　川牛膝40g　桑寄生40g　白酒8.5L

[**功能主治**]祛风活血。用于风湿痹痛,筋脉拘挛,四肢麻木,关节不利。

[**用法用量**]口服,一次20~30ml,一日2次。

[**注意事项**]孕妇慎服。

风痛药酒

[**药物组成**]丁公藤19.2kg　白芷1.6kg　五加皮1.2kg　麻黄3.2kg　青蒿子1.6kg　当归1kg　桂枝1.6kg　小茴香1.2kg　川芎1kg　威灵仙1.6kg　防已1.2kg　建栀1kg　羌活1.2kg　独活1.2kg

[**功能主治**]祛风通络,散寒止痛,用于风寒湿痹,四肢麻木,筋骨酸痛,腰膝无力,老伤复发。

[**用法用量**]口服。常用量为每次25g,每日3次。

[**制备方法**]以上十五味和匀,加入192L白酒(50°),密封浸渍(夏秋季45天,春冬季60天)。滤取上清液,将药渣压榨,榨出液与浸液合并,静置4天,滤过即得。

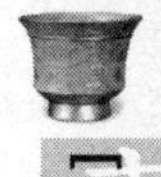

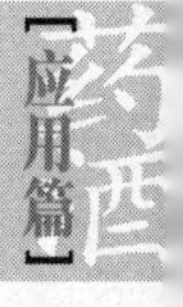

木瓜酒速溶剂

[**药物组成**]木瓜 18.75kg　桑枝 25kg　川芎 6.25kg　桑寄生 16.25kg　天麻 6.25kg　当归 12.5kg　川断 12.5kg　甘松 6.25kg　红花 12.5kg　怀牛膝 18.75kg　生玉竹 31.25kg　制狗脊 18.75kg　50°乙醇适量，蔗糖适量。

[**功能主治**]驱风散寒，活血强筋，用于风寒湿气，筋脉拘急，四肢疼痛。

[**用法用量**]每袋用烧酒 500ml 溶解，适量饮服，每次不超过 20ml。

[**制备方法**]1. 原料处理：上述药料经过精整炮制后，各按处方量称取，除红花外，将木瓜等 11 种混合打成粗粉，过筛（筛孔直径 1 公分）。

2. 渗漉、浓缩：上述粗粉加入红花充分拌匀，用适量乙醇湿润，装入渗漉缸中，按常规进行渗漉，收集渗漉液，减压回收乙醇至乙醇全部蒸尽，得浸膏。

3. 制粒、包装：取上述浸膏，加适量糖粉，并充分拌匀，制成颗粒，干燥，并用塑料薄膜袋包装即得。

去痹药酒

[**药物组成**]搜山虎根 1kg　金荞麦 2kg　威灵仙 2.5kg　寻骨风根 2.5kg　豨莶草 4kg　马鞭草 6kg　锦鸡儿（锦鸡）2kg

[**功能主治**]散风祛湿，清热消炎。用于风湿痹痛。

[**用法用量**]口服，每次 10～15ml，每天服 3 次。

[**制备方法**]将上药粉碎成粗粉，加白酒 125L，浸渍 3 周以上，间断搅拌，取上清液。药渣压榨，过滤即得。

三蛇地黄酒(原名“三蛇酒”)

[**药物组成**]乌梢蛇1500g　大白花蛇200g　脆蛇100g　生地黄500g　冰糖5000g　白酒10L

[**功能主治**]祛风湿,通经络,散瘀肿,定惊搐,清热养阴。用于风寒湿痹之筋骨疼痛,肢体麻木,屈伸不利,半身不遂,跌打损伤之瘀肿,疼痛及风邪入络之抽搐,惊厥等症,亦适用于骨结核,中风后遗症患者。

[**用法用量**]适量饮服。

[**制备方法**]将三种蛇剁去头,用酒洗润,切成短节,晒干,生地洗净泥沙,切碎备用。冰糖放入锅内加清水适量,用文火烧热溶化至糖汁呈黄色时,即停火,趁热用纱布滤去渣。将白酒、生地、三蛇放入酒坛内,盖好盖,封口,浸泡10~15天,每天搅拌一次。

寻骨风酒

[**药物组成**]寻骨风200g

[**功能主治**]风湿痹痛,肢体麻木,筋脉拘挛。

[**用法用量**]每日3次,每次空腹温饮10~15ml。

[**制备方法**]上药粗碎,盛入干净器内,用白酒750ml浸7天后开口,去渣备用。

夜交藤酒

[**药物组成**]羌活70g　黑豆2500g　糯米2500g　细辛350g　防风180g　夜交藤500g　桑枝500g　桂枝500g　柏枝500g　石榴枝500g

[**功能主治**]祛风湿,通经络,治手足不随,挛缩屈伸不便,四肢麻木,行走艰难等症。

[**用法用量**]每日早、晚各1次,每次随量温饮,以愈为止。注意勿醉。

[**制备方法**]将羌活、防风捣碎如豆，加水25L，将五枝同煎，取药汁12.5L，去渣，浸入米、黑豆。浸2天后蒸熟入细辛，与防风，羌活拌和造酒。依常法酝封11日，压去糟渣即成。

巨胜生姜酒(原名“巨胜浸酒方”)

[**药物组成**]巨胜(即芝麻，炒)500g　薏苡仁(炒)250g　生姜30g　地黄30g

[**功能主治**]治风湿痹，脚膝无力，筋挛急痛。适用于老年风虚痹弱，四肢乏力，腰膝酸痛患者。

[**服用方法**]每服1~2小杯，空腹临卧温服。

[**制备方法**]上药切碎拌匀，盛入绢袋，用黄酒3L浸，春夏季3~5天，秋冬季6~7天。

固春药酒

[**药物组成**]鲜嫩桑枝　大豆黄卷(或用黑大豆亦可)　生苡仁　枢木子(即十大功劳红子也，黑者名极木子，亦可用，无则用叶，或用南天烛子亦可)各120g　金银花　五加皮　木瓜　蚕沙各90g　川黄柏　松子仁各30g

[**功能主治**]治风寒湿袭入经络，四肢痹痛不舒，俗呼风气病，不论新旧，历治辄效。

[**用法用量**]每日饮1~2小杯，病轻者，饮服500~1000ml即愈。

[**制备方法**]上十味，绢袋盛而缝之，以好烧酒5L、蜂蜜120ml，共装坛内，将口封固扎紧，水锅内隔水蒸3小时取起，放泥地上7天即可。

独活杜仲酒(原名“独活酒”)

[**药物组成**]独活(去芦)15g　当归(切，焙)15g　杜仲(去皮，切，炒)30g　川芎15g　熟干地黄(焙)15g　丹参36g

[**功能主治**]治腰脚冷痹麻木疼痛。全方药性温和，补养与治病兼

顾，适宜于年老体弱者服用。

[**用法用量**]每次温服1盅，不拘时，常令如醉，不能饮酒者，酌量饮服。

[**制备方法**]上药切细，用黄酒500ml，放入瓷瓶内浸，密封，以重汤煮1~2小时，取出候冷开封。

牛膝附子酒

[**药物组成**]牛膝15g　秦艽15g　天冬15g　薏苡仁10g　独活10g　细辛(炙)20g　制附子10g　巴戟肉10g　五加皮15g　肉桂10g　杜仲15g　石楠叶10g

[**功能主治**]手臂麻木不仁，腰膝酸痛，行步脚弱，屈伸挛急，四肢不温及阳痿，便溏，肌肉酸痛。

[**用法用量**]每次服15ml，渐加至25ml，每日3次。早、午、晚各1服。

[**制备方法**]上药捣细，用1L清酒浸于瓶中，冬季10天、春季7天、秋季5天，夏季3天后开封，去渣备用。

牛膝肉桂酒(原名"牛膝酒")

[**药物组成**]牛膝　秦艽(去苗土)　川芎　防风(去叉)　桂(去粗皮)　独活(去芦头)　丹参　白茯苓(去黑皮)各60g　杜仲(去粗皮，锉，炒)　附子(炮裂，去皮脐)　石斛(去根)　干姜(炮)　麦门冬(去心)　地骨皮各45g　五加皮150g　薏苡仁30g　大麻子(炒)1.5g

[**功能主治**]治肾气虚冷，复感寒湿，肢体疼痛。

[**用法用量**]每次半盅，空腹温服。日服2次。

[**制备方法**]上药切细如麻豆大，装入绢袋，用黄酒3L浸泡，春夏季浸3天，秋冬季浸5天。

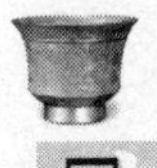

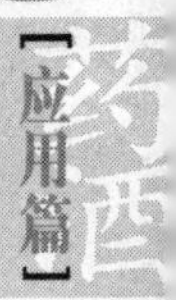

槐枝酒

[**药物组成**]槐枝

[**功能主治**]治肢麻痿痹。

[**用法用量**]适量饮服。

[**制备方法**]槐枝煎汁,如常酿酒。

九味薏仁酒

[**药物组成**]薏苡仁 60g 牛膝 60g 海桐皮 30g 五加皮 30g 独活 30g 防风 30g 杜仲 30g 熟地 45g 白术 20g

[**功能主治**]脚痹痛。

[**用法用量**]每日 3 次,每次饭前温服 15 ~ 20ml。

[**制备方法**]上药捣碎细,用绢袋包裹,置于净器中,用白酒 2L 浸泡,春夏季 3 天,秋冬季 7 天后开取,去渣备用。

复方五味子酒

[**药物组成**]五味子 30g 防风(去叉)30g 枸杞子(用根白皮锉)30g 牛膝 30g 牡丹(去心)30g 肉苁蓉(切炒)30g 黄芩(去黑心)30g 白术 30g 丹参(去土苗微炙)30g 当归(切焙)30g 甘草(炙)30g 枳壳(麸炒,去瓤)30g 桂(去粗皮)30g 厚朴(去粗皮,涂姜汁炙五遍)30g 五加皮(锉)30g 泽泻 30g 知母(焙)30g 细辛(去须叶,轻炒)30g 白芷(炒)30g

[**功能主治**]治营虚卫实,肌肉麻木,病名肉苛。

[**用法用量**]每日空腹午时、夜卧,各温服 1 杯,久服渐加至 2 杯,勿使醉吐。

[**制备方法**]上药锉如麻豆大小,盛入生绢袋,用好黄酒 3L 密封,浸 7 天即成。

牛膝酒

[**药物组成**]牛膝(去苗)75g　秦艽(去土)75g　薏苡仁(炒)90g　天门冬(去心)75g　细辛(去苗叶炒用)　附子(炮裂,去皮脐)　巴戟天(去心)　石楠叶(酒醋微炙)各30g　桂(去粗皮)60g　独活(去芦头)90g　杜仲(去粗皮,炙,锉)35g　五加皮(去粗皮)75g

[**功能主治**]治脾中风,手臂不收,行步脚弱,屈伸挛急,痿躄疼痛,瘰痹不仁。

[**用法用量**]每服1杯,渐加至2杯,日3服,夜1服。

[**制备方法**]上药锉如麻豆,盛入绢袋,以黄酒3L浸泡,冬季10天,春季7天,秋季5天,夏季3天。

地榆酒

[**药物组成**]地榆汁

[**功能主治**]补脑;治风痹。

[**用法用量**]适量饮服。

[**制备方法**]用地榆汁酿酒。

花蛇酒

[**药物组成**]白花蛇肉1条

[**功能主治**]治诸风,顽痹瘫痪,挛急疼痛,恶疮疥癞。

[**用法用量**]适量饮服。

[**制备方法**]用白花蛇肉1条,袋盛,白酒1.5L,浸7天取酒。

松叶独活酒(原名"松叶酒")

[**药物组成**]松叶500g　独活300g　麻黄(去节)300g

[**功能主治**]除一切风邪引起的两脚酸痛,挛急或无力,疼闷顽痹,不能久立,手举不上头,腰背强直,半身不遂,头痛,耳聋目暗,见风泪出。鼻不闻香臭,唇口生疮,恶疰流

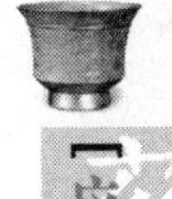

转，如锥刀所刺。

［**用法用量**］每次温饮1小盅，每日3次。

［**制备方法**］上药细锉，放入生绢袋盛，以酒5L，入瓮密封浸泡，春秋季7天，冬季10天，夏季5天。

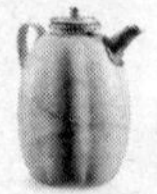

松根酒

［**药物组成**］松根250g

［**功能主治**］壮筋骨，治风。

［**用法用量**］适量饮服。

［**制备方法**］松根洗净，切碎，入绢袋中，用1.5L黄酒浸7天后服。

白蔹薏苡酒

［**药物组成**］白蔹　薏苡仁　芍药　桂心　牛膝　酸枣仁　干姜　甘草各30g　附子3颗

［**功能主治**］治风拘挛不可屈伸。

［**用法用量**］每次服1小杯，一日3次。

［**制备方法**］以上九味药切碎，用醇酒1.5L浸1天，微火煎三沸即得。

凤仙酒

［**药物组成**］白凤仙花120g

［**功能主治**］风痛，游走性疼痛。

［**用法用量**］随性饮服。

［**制备方法**］上药晒干，浸火酒1L。

按：凤仙花，甘微苦，性温，有祛风活血，消肿止痛的功能。民间对骨折疼痛异常，不能手术投接，用本药酒止痛。用于凤仙花3g（鲜者9g），泡酒内服，一小时后，患处麻木，便可接骨（《贵州民间方药集》）。

千金藤酒

[**药物组成**]千金藤根 30g

[**功能主治**]治风轻身。

[**用法用量**]每晚睡前服 1 小杯,连服 10 天。

[**制备方法**]以千金藤浸 500ml 酒,7 天服之。

按:《本草拾遗》:“千金藤有数种,南北名目不同,大略主疗相似,或是皆近于藤,”本方所指为防己科植物千金藤的根或茎叶。《本草拾遗》所述“千金藤”除此外还应包括防己科植物、粉防己等在内。

茵陈酒

[**药物组成**]茵陈蒿 500g　秫米 5kg

[**功能主治**]治风疾,筋骨挛急。

[**用法用量**]适量饮服。

[**制备方法**]用炙去黄茵陈蒿 500g,秫米 5kg,曲 1. 5L,如常法酿酒。

21. 中风后遗症

九藤酒

[**药物组成**]青藤　钩钩藤　红藤　丁公藤　桑络藤　菟丝　藤　天仙藤　阴地蕨各 120g　忍冬藤　五味子藤(俗名红内消)各 60g

[**功能主治**]治远年痛风,及中风左瘫右痪,筋脉拘急,日夜作痛,叫呼不已等症。

[**用法用量**]每次服 1 小杯,一日 3 次。病在上,饭后服;病在下,饭前空腹服。

[**制备方法**]上药细切,以黄酒 5L,用瓷罐盛酒其用真绵包裹,放酒中浸之,密封罐口,不可泄气,春秋季 7 天,冬季 10

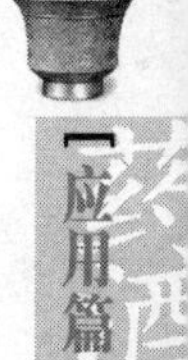

天，夏季5天。

按：故人认为藤有宣通经脉作用。本方用九种藤，意在祛风通络，体现了古人用药的一种思维方法。

万应愈风酒

[**药物组成**]金毛狗脊(炙)去毛　川牛膝　海风藤　广木香　川桂枝　秦艽　大熟地　补骨脂　川杜仲　千年健　追地风　散红花　枸杞子　肥玉竹　西羌活　独活　生川乌　官桂　黄芪　党参　肉桂　明天麻　广陈皮　女贞子　淡附子各30g　威灵仙　全当归　油松节　野桑枝(切)各120g　红曲15g　大枣250g　桂圆肉60g　白蜜糖240kg　赤砂糖250g　鹿角胶(炖)60g

[**功能主治**]专治气血虚损，感受风湿以致手足酸麻，腰膝骨节疼痛甚至半身不遂，口眼歪斜，无论男女大小一切远近风症，服之无不神效。

[**用法用量**]随量饮服。

[**制备方法**]上药装入布袋内，先用陈酒2.5L置炉上将药袋炖透，再加入好烧酒12.5L，共装入坛内，加香味封固，待半月后取用。

青松叶浸酒

[**药物组成**]青松叶(细锉如大豆)500g

[**功能主治**]治中风，口眼歪斜。

[**用法用量**]初服1小盅，渐加至1小杯，至头面汗出即止。

[**制备方法**]上药锉如豆粒捣出汁，用绢袋包裹，以清酒2L，浸2天，近火煨1天。

[**附**]《历代名医良方注释》：青松叶即松叶，含有0.5%的挥发油，其芳香水与银花露的气味基本相同，作为芳香解暑剂，在临床上可以代银花露使用。本方用温浸法制备药酒，在工艺上

是先进的，药味简洁，安全平和，所用酒为低浓度乙醇米酒，可作为脑血管意外后遗症的治疗药品或辅助治疗药品。

天麻地黄酒（原名“仙酒方”）

[**药物组成**]川牛膝（洗净）250g　秦艽（洗净，切）15g　防风（洗净）30g　枸杞子（洗净）30g　蚕沙（洗净）30g　牛蒡子（炒）30g　桔梗（洗）30g　苍术（蒸烂用）500g　地黄（洗）25g　当归（洗净用）25g　天麻（洗净）75g

[**功能主治**]治大风，手足拳挛，半身不遂。

[**用法用量**]每次饮1盅，一日3次，常饮者每日1次。

[**制备方法**]上药用糯米酒4L，浸于净瓷缸内，用7层净白纸，密封7天，药成。

全蝎酒

[**药物组成**]白附子30g　僵蚕30g　全蝎30g

[**功能主治**]中风，口眼歪斜，口目瞤动。

[**用法用量**]每次饮10ml，不拘时，常使有酒力。

[**制备方法**]上药捣碎细，用醇酒250g浸入瓶中，经3天后开取。

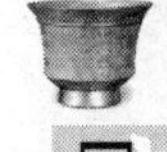

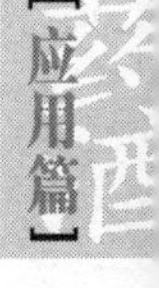

夜合枝酝酒（又名“五枝酒”）

[**药物组成**]夜合枝　桑枝　桂枝　柏枝（锉，生用）各150g　糯米2.5kg　石榴枝（生锉）150g　羌活（去芦，别捣）90g　黑豆（紧小者）2.5kg　防风（去叉，别捣）150g　细曲3.5kg

[**功能主治**]治中风，手足不遂，挛缩屈伸艰难。

[**用法用量**]时饮之，常令有酒气，无令过醉，恐至吐即悖乱正气。

[**制备方法**]先以水5L，将五枝同煎，取2500g，去渣，浸米黑豆两宿，蒸熟入曲，与防风、羌活二味拌和造酒，依常酝法，封21天，压去糟渣即成。

世传白花蛇酒

[**药物组成**]白花蛇1条　全蝎(炒)　当归　防风　羌活各3g　独活　白芷　天麻　赤芍药　甘草　升麻各15g

[**功能主治**]治诸风不论新久,手足缓弱,口眼歪斜,语言不畅或筋脉挛急,肌肉顽痹,皮肤燥痒,骨节疼痛或生恶疮,疥癣等症。

[**用法用量**]每温服数杯、常致酒气相续。

[**制备方法**]白花蛇1条,温水洗净,头、尾各去10厘米,先用酒浸,去骨刺,取净肉50g,入全蝎、当归、防风、羌活各3g,独活、白芷、天麻、赤芍药、甘草、升麻各15g,锉碎,以绢袋盛贮,用黄酒1.5L一起置缸中,待成。置阴地7天即得。

独活南星酒(原名"独活散")

[**药物组成**]独活60g　黑豆(炒熟)150g　天南星(炮裂)　生姜各15g　防风(去芦头)30g

[**功能主治**]治中风口噤不开,筋脉拘急疼痛。

[**用法用量**]不拘时候,拗开患者口灌半盅,频频服。

[**制备方法**]上药锉细,以清酒5盅煎取3盅半,放入瓶中密盖,良久,去药渣放温即服。

茱萸豉酒

[**药物组成**]仓茱萸子200g　豆豉300g

[**功能主治**]治中风,口偏不语者。

[**用法用量**]冷服,每次10~15ml,一日3服,得汗即愈。

[**制备方法**]上二味药以黄酒5L,煮四五沸。

胡麻浸酒

[**药物组成**]胡麻(捣粗箩炒)500g

[**功能主治**]治中风口眼歪斜。

[**用法用量**]每次服10ml，慢慢饮服，逐渐加至15～20ml，以效为度。

[**制备方法**]上一味用生绢囊贮，以黄酒2.5L，浸7天即得。

按：金代名医刘完素说：治风先治血，血活则风去；胡麻入肝益血，故风药中不可缺也。正说明了本酒的配方用意。

蚕沙酒

[**药物组成**]蚕沙500g

[**功能主治**]祛风除湿，和胃化浊。治中风口面歪斜，口角流涎，关节活动不利，腰脚疼痛，皮肤瘙痒，荨麻疹。

[**用法用量**]每次服10～20ml，使常有酒气，以瘥为度。

[**制备方法**]蚕沙500g微炒捣碎，用生绢囊贮，取白酒2.5L浸7天即可。

鹿祁酒

[**药物组成**]鹿筋100g　祁蛇100g　当归60g　川芎40g　乳香没药各60g　海桐皮60g　豨莶草60g　赤芍60g　片姜黄60g　地龙60g　牛膝60g　丹参100g　田七40g

[**功能主治**]祛风行湿，活血化淤。治疗风湿性关节炎，半身不遂。

[**用法用量**]每日服2次，每次内服10～15ml。

[**制备方法**]上药用白酒2.5L密封浸1个月，取酒饮之。

[**注意事项**]药酒浸的时间稍长药汁更浓，疗效更佳。不会饮酒者，可将上方之药改成常用量煎服，服时加酒数滴，可取同等疗效。

喇嘛酒

[**药物组成**]核桃仁200g　龙眼肉200g　豨莶草25g　枸杞50g　首乌50g　熟地50g　白术25g　白芍25g　茯苓25g

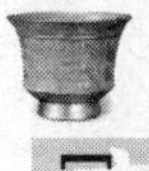

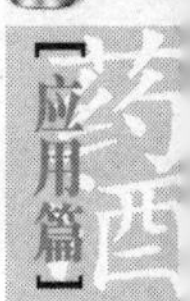

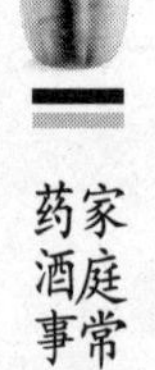

丹皮 25g　砂仁 25g　乌药 15g

[**功能主治**]养肝肾,补气血,强筋骨,适用于中风后半身不遂,身体虚弱之风湿筋骨痛,肢体麻木等症。

[**用法用量**]根据本人的酒量,早、晚各服 1 次,每次不超过 30ml。

[**制备方法**]将以上中药用绢袋装好,扎紧袋口备用。将醇酒 2.5L,装入瓶内,然后放入药袋,隔水煎 2 小时,待冷,再加入烧酒 7.5L,密封浸泡 7 天后即成。

喇嘛归芎酒(原名“喇嘛酒”)

[**药物组成**]胡桃肉　龙眼肉各 120g　杞子　首乌　熟地各 30g　白术　当归　川芎　牛膝　杜仲　白芍　豨莶草　茯苓　丹皮各 15g　砂仁　乌药各 7.5g

[**功能主治**]治中风半身不遂,麻木痹痛。

[**用法用量**]适量饮服。

[**制备方法**]上药用绢袋盛之,入瓷瓶内,浸醇酒 2.5L,隔水煎浓,候冷,加滴花烧酒 5L,密封 7 天即成。

按:本方比喇嘛酒,增加了当归、川芎、牛膝、杜仲,所以增强了补肾活血的功能,更适宜于血虚体弱患者。

鼠粘子酒

[**药物组成**]鼠粘子

[**功能主治**]治一切风,主大风,手足瘫痪,活动不利,亦疗历节风痛,贼风风痹顽麻,腰脚疼痛,筋节急,或因热食,体中如锥刺、口㖞面戾,头旋心闷、呕吐,风在心脏。

[**用法用量**]每日早晨温服 1 小盅,片刻再服 1 盅,服前摇匀,过较长时间才可饮食。晚间再服。

[**制备方法**]鼠粘子用水淘去浮者,晒干捣碎,放于净砂盆内,加入黄酒 500ml,研至极烂,即以绢罗漉取白汁,其渣再以黄酒 500ml 研之,白汁滤尽为度。再入黄酒 1000ml,拌匀,放入干净盛器中密封,春秋季 14 天,夏季 7 天,

冬季21天，封之勿使气泄。

蓖麻酒

[**药物组成**]蓖麻子油250g

[**功能主治**]治风煨腿，肢体不收，失音不语。

[**用法用量**]空腹内服，每次1小杯，每日2次。

[**制备方法**]上药用铜钵盛，放入黄酒1000ml，浸1天，煮熟。

[**注意事项**]孕妇、脾胃虚弱、大便溏薄者忌服。

黑豆丹参酒

[**药物组成**]黑豆(拣紧小者淘净)250g　丹参150g

[**功能主治**]中风手足不遂。

[**用法用量**]每日早、午、晚及临睡时各1次，每次1~2杯。

[**制备方法**]上二味捣碎，加黄酒2L，同入瓶中密封，用温火煨，待酒烧至1000ml时，即去渣取酒即成。

海蜇愈风酒(原名"愈风酒")

[**药物组成**]陈海蜇(漂净拭干，晾极燥)360kg　黑大豆　嫩桑枝　松针(杵烂)各120g

[**功能主治**]主治中风后遗症。

[**用法用量**]适量饮服。

[**制备方法**]上药用陈酒3.5L，煮3小时即成。

22. 痉

荆芥豆淋酒

[**药物组成**]荆芥穗120g　大豆(炒令烟出，好酒500ml沃之，去豆不用)250g

[**功能主治**]摇头口噤背强直。

[**用法用量**]适量温服。

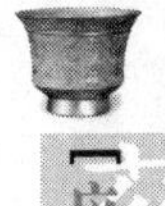

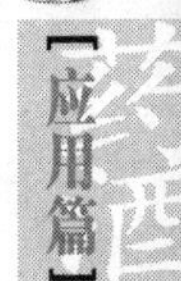

[**制备方法**]上药用水1.5L和酒同煮,烧至酒剩一半时,去药渣取酒即成。

23. 脚气

香豉酒

[**药物组成**]豆豉250g

[**功能主治**]治脚气冲心,兼治瘴毒脚气,利腰脚,除湿痹,去心神烦闷,岭南民间常服,极效。

[**用法用量**]随性多少饮之,觉利多,即少服。

[**制备方法**]上药以黄酒750ml,浸3天即成。

按:中医"脚气"是以两脚软弱乏力,脚胫肿满肿直,或虽不肿满,而缓弱麻木,甚至心胸筑筑惊动,进而危及生命为特征的一种疾病。因病从脚起,故名脚气病。有湿脚气、干脚气、寒湿脚气、脚气冲心等不同类型,因其两足软弱无力而有"脚弱""软脚病"之称,又因其发病多由湿邪积聚,气血壅滞而成,故又称壅疾,包括西医所称的维生素B_1缺乏所致的脚气病,此外还包括营养不良,多发性神经炎等。

脚气冲心,也称脚气入心,血气不攻心,即脚气病出现气喘水肿和其他心力衰竭症状等。

生地黄酒

[**药物组成**]生干地黄250g　杉木节75g　牛蒡根(去皮)250g　丹参45g　牛膝(去苗)75g　大麻仁125g　防风(去芦头)45g　独活45g　地骨皮45g

[**功能主治**]脚气,肿满,烦疼少力。

[**用法用量**]食前,随性温服。

[**制备方法**]上药锉细,用绢袋盛,以白酒3L浸六七天即得。

石斛参芪酒(原名"石斛酒")

[**药物组成**]石斛(去根)120g　丹参60g　川芎60g　杜仲(去粗

皮)60g 防风(去芦头)60g 白术 60g 人参(去芦)60g 桂心 60g 五味子 60g 陈橘皮(汤浸去白)60g 当归 60g 干姜(炮裂)60g 薯蓣 60g 黄芪 60g 白茯苓 60g 牛膝(去苗)90g 甘草 30g

[**功能主治**]治脚气痹弱,筋骨疼痛。

[**用法用量**]开初温服 10ml,日服 2 次。

[**制备方法**]上药锉细,用绢袋盛,以清酒 5L,入瓮中浸 7 天即成。

苍术豉酒

[**药物组成**]豆豉三蒸三曝(晒)500g 苍术 50g

[**功能主治**]风毒脚弱,麻木无力,腿脚肿胀,呕吐不食,腹痛下痢,头痛,发热。

[**用法用量**]不拘时候,随意徐徐饮之,如急用可以酒煮豉饮之。

[**制备方法**]以清酒 1L,浸豉于瓷瓶中,浸泡 3 天后,再将苍术捣碎加入,浸 4 天后开取。

松节浸酒

[**药物组成**]肥松节 500g 生干地黄 90g 桂心 30g 丹参 60g 萆薢 60g 大麻仁(别捣)100g 牛膝(去苗)90g 生牛蒡根(去皮)90g

[**功能主治**]治风毒脚气,痹挛掣痛。

[**用法用量**]每于饭前温服 1 小杯。

[**制备方法**]上药细锉,用绢袋盛黄酒 4L 于瓷瓶中密封,浸 5 天即成。

松节缓急酒(原名"松节酒")

[**药物组成**]松节 500g 生干地黄 150g 桂心 60g 秦艽(去苗)150g 防风(去芦)60g 牛蒡根(去皮)500g 丹参 90g 萆薢 90g 苍耳子 90g 独活 90g 大麻仁 120g

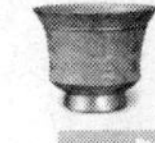

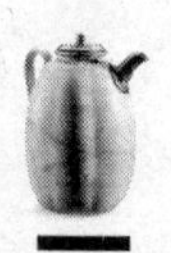

牛膝(去苗)150g

[**功能主治**]治脚气筋挛急,四肢掣痛,或至软脚。

[**用法用量**]饭前适量温服。

[**制备方法**]上药锉碎,装入绢袋,用黄酒 10L 浸 6~7 天即成。

独活地黄酒(原名"独活浸酒")

[**药物组成**]独活(去芦头) 生干黄(焙)各 90g 海桐皮 60g 生黑豆皮适量

[**功能主治**]治岭南热毒风盛,湿气郁蒸,脚气发作,脾肺有虚热,心神烦闷、脚膝酸痛。

[**用法用量**]不限早晚随意饮服,常令有酒气。

[**制备方法**]上药盛入绢袋,用黄酒 2L,一同放入瓷瓮中浸,冬季浸 7 天,夏季浸 3 天,春秋季浸 5 天。

黑豆白芷酒

[**药物组成**]黑豆(炒)250g 白芷 30g 薏苡仁 60g

[**功能主治**]脚气痹弱,头目眩晕,筋急,小便不利。

[**用法用量**]每日随性饮服,常令酒力相续。

[**制备方法**]上药捣碎,用黄酒 1.5L 浸于瓶中,密封瓶口,经三宿开取,去渣备用。

外 科 类

1. 乳痈

蒲公英酒

[**药物组成**]蒲公英 40g 白酒(50°)500ml。

[**功能主治**]急性乳腺炎,尤其是乳汁郁结性乳腺炎效佳。

[**用法用量**]每日3次,每次20~30ml。

[**制备方法**]浸泡七天,过滤后即可。

按:蒲公英是传统的清热解毒药,近年药理研究证明有很强的杀菌作用,并利水消肿,故制成各种剂型广泛应用于各科临床、口服酒剂,疗效确实。

蒲金酒

[**药物组成**]蒲公英15g　金银花15g　黄酒2杯

[**功能主治**]吹乳结痈(乳腺炎)。

[**用法用量**]早、晚饭后各1次,以药渣敷患处。

[**制备方法**]将蒲公英、金银花同黄酒煎至半,去渣候温,分二份。

葱英酒

[**药物组成**]新鲜蒲公英(根、蒂叶)10g　绍酒250ml

[**功能主治**]乳痈(急性乳腺炎)。

[**用法用量**]趁酒热服下,服后盖被睡一时许,再用连须葱白汤一茶盅催之,得微汗而散。渣敷乳房肿块处。

[**制备方法**]取新鲜蒲公英(根、蒂叶)10g洗净捣烂,用绍酒250ml同煎煮沸,存渣取液。

远志酒

[**药物组成**]远志(不拘多少,汤洗去泥,槌去心)

[**功能主治**]能托散诸毒,治一切痈疽发背,疔毒,恶候浸大,治乳痈尤效。

[**用法用量**]饮酒,以药渣敷痈处。

[**制备方法**]上药研末9g,加酒一盏,调和,取上清液。

2．蛇虫蛟伤

蛇药酒（Ⅰ）

［**药物组成**］三角草（全草）200g

［**功能主治**］清热凉血，治疗毒蛇咬伤，跌打肿痛，痈疮脓肿。

［**用法用量**］口服，每次20～40ml。

［**制备方法**］三角草用40°米酒500ml浸泡2周即得。

蛇药酒（Ⅱ）

［**药物组成**］小叶蛇总管100g　寮刀竹25g　米双酒（或米三花酒）250ml

［**功能主治**］清热解毒，散瘀消肿。用于各种毒蛇咬伤。

［**用法用量**］口服。首次量50～100ml，以后每次25～50ml。每日3～4次，连服3～4天。

［**制备方法**］将药混合浸3周即可。

［**注意事项**］副作用：个别病人服药后会呕吐。

复方山扁豆酒

［**药物组成**］山扁豆（全草）25g　金牛远志（全草）25g　瓜子金（全草）25g　卵叶娃儿藤根25g　无患子25g　乌桕根25g　六棱菊（全草）15g

［**功能主治**］清热解毒、消肿止痛，用于毒蛇咬伤。

［**用法用量**］口服，成人每次2汤匙，每隔1小时1次，每日3～4次，儿童酌减。

3．脱疽（脉管炎）

白花丹参酒

［**药物组成**］白花丹参

[**功能主治**]化瘀通络,止痛,有改善肢体血液循环,扩张血管作用,适用于气血瘀滞型的脉管炎。

[**用法用量**]每次20~30ml,每日3次。

[**制备方法**]将白花丹参晒干,切碎或制成粗末,用白酒55°浸泡15天,制成5%~10%的药酒。

[**附**]临床对113例患者的观察结果表明,以白花丹参酒为主,辅以其他剂型中药治疗脉管炎的有效率高达96.4%。白花丹参酒的功效值得重视,配合使用的方药有:通脉丸(丹参、赤芍、土茯苓、当归、银花、丹皮、大青叶、川芎、桃仁、川牛膝、冬瓜仁)以加强活血通络、清热解毒的作用。也有配用解毒清湿热汤剂(银花、元参、当归、赤芍、川牛膝、黄柏、黄芩、山栀、连翘、苍术、防已、紫草、生草、红草、木通)合用,治疗湿热下注的脉管炎。或配用益气活血的中药复方白花丹参丸(黄芪、白花丹参)或汤剂(黄芪、白花丹参、银花)治疗气血两虚的患者等。(《山东中医学院学报》)

通脉管药酒

[**药物组成**]走马胎50g 七叶一枝花50g 归尾50g 桑寄生50g 威灵仙50g 牛膝25g 桂枝25g 红花25g 桃仁25g 皂角刺25g 乳香15g 没药15g 黄芪25g 党参25g

[**功能主治**]适用于无心脏疾患的阴寒型和气滞血瘀型(偏寒型)的血栓闭塞性脉管炎。

[**用法用量**]每次20~100ml,每日4~6次,酒量大可多服,以不醉为度,一个月为一疗程,停3~5天后可再服。

[**制备方法**]上药用三花酒2.5~3ml浸泡3周即成。

脉管炎酒

[**药物组成**]爬山猴350g 白酒1000ml

[**功能主治**]通络消炎,用于脉管炎。

［**用法用量**］口服，每次15ml，每天3次。

［**制备方法**］将爬山猴研成细粉，先用白酒湿润后，置于密器内，加入白酒，按冷浸法，浸渍7天即得。

［**注意事项**］高血压患者忌用。

按：爬山猴又名红孩儿，野海棠，为秋海棠科植物叶秋海棠的全草及根茎。其味涩微酸，性温无毒，有舒筋活血，消肿逐瘀功效。民间服本酒治疗跌打损伤有瘀患者；或捶绒敷患处。

4．头虱

百部浸酒

［**药物组成**］百部50g　白酒250ml

［**功能主治**］治头虱。

［**用法用量**］临睡前，取浸泡之白酒擦患者头发全部揉湿匀适，再用布巾包裹束紧。

［**制备方法**］百部切碎，放入白酒中，瓶装密封置3天即成。

［**附**］治疗同时，须将患者卧具、衣具及梳子等煮沸曝晒1次，疗效更佳。

5．脱肛、痔疮、直肠息肉

石榴茜根酒

［**药物组成**］石榴皮　茜根各一握

［**功能主治**］治脱肛不缩。

［**用法用量**］分2次温服。

［**制备方法**］上药切碎，用好酒一大碗，煎至七分，去渣。

白梅花酒

［**药物组成**］白梅花肉(泡洗)15g　红花60g　苍术60g　当归60g　核桃白肉500g

[**功能主治**]痔漏脓血淋漓。

[**用法用量**]适量饮服。

[**制备方法**]上药入黄酒2L,浸7天即成。

愈痔酒

[**药物组成**]血三七(红三七)31g　白酒1kg

[**功能主治**]活血通经,祛瘀止痛,主治痔疮。

[**用法用量**]每晚临睡前口服15～20ml。

[**制备方法**]上药入酒浸泡1周即成。

槐酒

[**药物组成**]槐东南枝(细锉)100g　槐白皮(细锉)100g　槐东南根(细锉)300g　槐子50g

[**功能主治**]痔疮。

[**用法用量**]适量饮服,常令小小醉。

[**制备方法**]上四味切碎,用绢袋包裹,入黄酒2L浸7天即成。

按:《千金要方》槐子酒,少槐白皮一味,余同。

槐枝苍耳酒(原名"槐枝酒")

[**药物组成**]槐枝叶(细研)200g　槐子仁(捣碎)100g　苍耳茎叶(细锉)100g

[**功能主治**]痔疮,数年不愈。

[**用法用量**]任性温饮,常令似醉,久服神效。

[**制备方法**]上四药切碎,洗净绢袋装,用黄酒1.5L浸7天取用。

鳝鱼炭泡酒

[**药物组成**]鲜鳝鱼1.5kg　白酒0.5L

[**功能主治**]直肠息肉。

[**用法用量**]每日2次,每次15～20ml,15～20天服完。

[**制备方法**]鲜鳝鱼置于瓦上火焙烤焦,浸泡于白酒中即成。

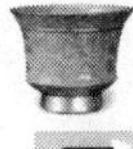

茄子酒方

[**药物组成**]茄子种(大者)3 枚

[**功能主治**]久患肠风泻血。

[**用法用量**]分次空腹温服,如果再发,再制酒服用 3 次便愈。

[**制备方法**]上药,先将一枚湿纸裹于糖火内,煨熟取出,入瓷罐子,趁热以黄酒 750ml 沃之,便以蜡纸封闭,经三宿,去茄子即成。

6. 褥疮

复方红花酒

[**药物组成**]红花 50g　黄芪 30g　白蔹 20g　75°酒精 500ml

[**功能主治**]褥疮,扭伤血肿,皮肤灼伤等。

[**用法用量**]外搽或用纱布蘸药水罨包。

[**制备方法**]上药浸泡酒内 7 天,去渣装瓶。

7. 软组织炎

蝮蛇地丁酒

[**药物组成**]蝮蛇 1 ~2 条　紫花地丁 50g

[**功能主治**]清热消炎,用于软组织化脓性感染。

[**用法用量**]用脱脂棉蘸取药液敷患处,再以塑料布盖于药棉之上,指(趾)可用废橡皮手套手指部分套上。每日可换数次,保持药棉湿润。

[**制备方法**]取活蝮蛇置于瓶中,加入 70% 乙醇,或白酒 60° 1000ml,加紫花地丁,封口。放置于阴凉处,约 3 个月后即可使用。设置时间越长越好,药液用完后可随时添加,但添加量不宜超过 1000ml,以免影响药效。

紫金藤酒

[**药物组成**]紫金藤 50g　白酒 500ml

[**功能主治**]纤维组织炎。

[**用法用量**]每次 5 ~ 15ml,每日 3 次。根据体质强弱及病变轻重而定。

[**制备方法**]上药浸泡 7 天后取出药渣,再加白酒 500ml,浸泡 7 天。

[**附**]本方治疗 21 例年龄在 20 ~ 34 岁之间的男性患者,病程最长 7 年,结果痊愈 14 例,显效 4 例,好转 3 例。

按:紫金藤,又名雷公藤、紫金皮、昆明山海棠,味苦性寒有毒。

8. 瘿瘤、瘰疬

海藻昆布酒

[**药物组成**]昆布(洗)　海藻(洗)各 250g

[**功能主治**]治瘿。

[**用法用量**]量酒力而服。酒尽,另用酒再浸两遍。

[**制备方法**]上二味细切,用好黄酒 2.5L 浸 7 日。

按:瘿是指甲状腺增大的一类疾病。为颈部肿块,俗称大脖子病。多由饮食中含碘不足,或恼怒忧思过度,心情不畅,气滞郁结而成。故文献中有多种名称,如气瘿、肉瘿、血瘿、筋瘿、石瘿等。主要临床表现为颈前生长肿物,有的呈弥漫性,有的呈结节性,或红而高突,或下垂似囊,可伴有吞咽障碍,或易怒、多汗、恶热等。为地方性甲状腺肿,甲状腺机能亢进,甲状腺癌和多种甲状腺疾病的统称。

立效酒

[**药物组成**]皂角刺(炒赤)250g　粉草 60g　乳香　没药(研末)

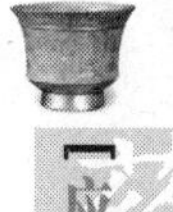

各60g　黄栝楼(连皮研碎)150g

[**功能主治**]治痈疽瘰疬。

[**用法用量**]每次服30ml。

[**制备方法**]上药以好黄酒3L煎。

海藻乌蛇酒

[**药物组成**]海藻(洗去咸味、焙干)150g　乌蛇(酒浸去皮骨,炙令色黄)150g

[**功能主治**]风毒所攻,绕颈项生瘰疬如连珠。

[**用法用量**]每次服酒半盅,每日2次。

[**制备方法**]上药捣成细末,用黄酒1500ml浸35天即成。

玄参酒

[**药物组成**]玄参(细)90g　磁石(烧,令醋淬七遍,细研水飞)300g

[**功能主治**]治瘰疬寒热,先以颈腋诸处起者。

[**用法用量**]每服1盅,空腹临卧温服。

[**制备方法**]上药装入绢袋,入酒1500ml,浸42天即成。

白头翁酒

[**药物组成**]白头翁150g　白酒1000ml

[**功能主治**]解毒散结,排脓敛疮,主治瘰疬久败疮,溃后脓水清稀,久不收白者。

[**用法用量**]每次饮1~2酒盅,一日早晚2次,饭后1小时服用,一般1~2个月为一疗程,以后视病情需要可连续服用。

[**制备方法**]先将白头翁根用水洗去泥土,趁潮润剪成3厘米长的段,用白酒装坛内,外用厚布和线绳严封坛口,隔水放锅中、煮数沸,取出后放地上阴凉处,出火毒2~3天,然后开坛,捞出白头翁渣,将药酒装瓶密封收贮即可。

[**注意事项**]一切生冷油腻辛辣刺激性食物,均宜禁忌。

9. 痈疽疮疡

金银花酒

[**药物组成**]金银花150g　甘草30g

[**功能主治**]一切痈疽恶疮，不论发在何处，或肺痈肠痈，初起便服奇效。

[**用法用量**]初起者，一天分3次服完1剂，病重者一日2剂，服至大小肠通利，则药力到。外以生药捣烂，酒调敷疮毒4周。

[**制备方法**]上二药加水2碗，煎1碗，再倒入酒1碗略煎。

桂归香芷酒(原名"当归酒")

[**药物组成**]辣桂(去粗皮)15g　当归12g　木香　白芷各6g　乳香末1.5g

[**功能主治**]治痈疽阴证、疮头平向内，色沉黯不疼，浑身患处不热。

[**用法用量**]不饥不饱时温服。如再不发起，用局方姜附汤加当归、木香、炙甘草煎服。

[**制备方法**]前四味药锉细，每次服10ml，用醇酒1碗，慢火煎七分，加入乳香末1.5g即成。

大豆疗痈酒(原名"大豆酒方")

[**药物组成**]大豆(紧小者)300g　麻子仁(研碎)100g　乌蛇(去头尾皮骨，重四两，碎)1条

[**功能主治**]热毒风肿、疽，日夜热痛。

[**用法用量**]量性饮之，常带酒气，佳。

[**制备方法**]上三味药，相和令匀，就入甑内蒸，将熟去甑底汤，将好酒1500ml升，甑中淋、候酒热又淋，共七八遍，入瓶内密封。

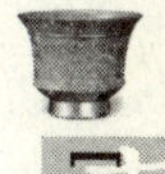

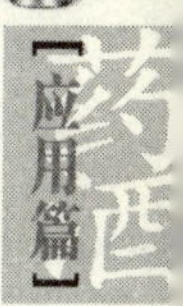

栝楼甘草酒(原名“栝楼酒”)

[**药物组成**]栝楼1枚　甘草30g

[**功能主治**]治痈疖多日不熟,无头者。

[**用法用量**]临睡温服,半夜稍作行走或活动,其疮自消。

[**制备方法**]上药锉碎,用酒1杯,根据病人体质虚实,加入腻粉少许,煎三五沸,去药渣即成。

仙方活命饮

[**药物组成**]白芷　贝母　防风　赤芍　当归尾　甘草节　皂角刺(炒)　穿山甲(炙)　天花粉　乳香　没药各3g　金银花　陈皮各9g

[**功能主治**]止痛消毒,治一切疮疡,未成者即散,已成者即溃。

[**用法用量**]适量饮服。

[**制备方法**]上药用酒一大碗,煎至七沸饮服。

按:本方以金银花清热解毒,归尾、赤芍、乳香、没药活血散瘀以止痛,防风、白芷疏内散结以消肿,陈皮理气行滞,贝母、天花粉清热排脓以散结,穿山甲、皂角刺解毒透络、消肿溃坚,甘草清热解毒,调和诸药,加酒活血,共奏清热解毒,消肿散结,活血止痛之效,故脓未成者,服之可消散,脓已成者,服之即溃。

妇　科　类

1. 闭经

白鸽煮酒

[**药物组成**]白鸽(去毛,洗净,去肠)1只　血竭30g

[**功能主治**]干血痨。

[**用法用量**]将鸽肉分2次食用。酒徐饮完。

[**制备方法**]将血竭放入白鸽肚中,用针线缝住,用好酒1kg煮百沸令熟。取下待温备用。

按:本方白鸽调精益气,治妇女干血痨、经闭,血竭其味甘咸,甘主补,咸主渍,为散瘀血,生新血之要药,加酒之温通助阳,是一张食疗良方,有出奇制胜之功。

牛膝参归酒

[**药物组成**]牛膝50g 香附25g 党参25克 红花15g 当归25g 肉桂15g

[**功能主治**]行气活血,养血调经,用于闭经。

[**用法用量**]早晚各服1次,早上5~10ml,晚上10~20ml,服至月经来潮时为止。体强者可增加服药剂量至20~30ml,以缩短治疗时间。

[**制备方法**]上药切碎,用白酒500ml浸泡7天即成。

[**注意事项**]孕妇、心脏病、支气管哮喘,白带过多等疾病不宜使用。

按:本方党参、肉桂,益阳健脾;香附、红花、当归,理气活血,牛膝引药下行。所以本方适用于阳虚气弱造成的血凝经闭。

常春酒

[**药物组成**]常春果200g 枸杞子200g

[**功能主治**]羸瘦虚弱,腹中冷痛,妇女经闭。

[**用法用量**]每日3次,每次空腹饮1~2杯。

[**制备方法**]上药捣碎,盛于瓶中,用好酒1500g浸泡7天开取。

2. 痛经

山楂酒

[**药物组成**]山楂　白酒300ml

[**功能主治**]劳动过度，身痛，疲倦，妇女痛经等。并可帮助消化，降血脂。

[**用法用量**]每日2次，每次10～20ml。最后所剩的山楂可拌白糖食用。

[**制备方法**]干山楂洗净，去核，放入500g装的细口瓶内约半瓶，再添加白酒60°至满瓶(约300ml)密封瓶口，每日振摇1次，1周后可饮用。边用边添加白酒(约200ml)。

按：现代药理表明，山楂有增加胃液消化酶，帮助消化，及轻度降血脂作用，乙醇提取物给兔静脉注射，可使血压缓慢、持久地下降。

归芪酒

[**药物组成**]当归　黄芪各150g　红枣100g　酒500ml

[**功能主治**]痛经。

[**用法用量**]每饮10ml，一日3次，7天为一疗程，行经前5天始服。

[**制备方法**]当归、黄芪洗净，切片，加红枣100g置绢袋内，投入盛酒容器，加盖密封。每料可用3个疗程。

按：本方即李东垣"当归补血汤"加红枣。"当归补血汤"是黄芪五倍于当归，意在补益阳气。达到阳生阴长而补血的目的。本方当归计量与黄芪持平，意在加强活血，以益气活血，达到通则不痛的目的，可用于气虚经闭者。

玄胡酒

[**药物组成**]玄胡(炒香为末)30g

[**功能主治**]妇人气血攻窜疼痛,连于胁膈者,可用于痛经。

[**用法用量**]温服适量。

[**制备方法**]炒香玄胡淬入清酒500ml。

按:《本草纲目》曰:"延胡索能行血中气滞,气中血滞,故专治一身上下诸痛,用之中的,妙不可言"。

当归元胡酒

[**药物组成**]当归15g　元胡15g　制没药15g　红花15g

[**功能主治**]月经欲来腹中胀痛。

[**用法用量**]每日早、晚空腹温饮1杯。

[**制备方法**]上药捣碎,用白布包裹,加白酒1L浸泡于净器中,一周后取用。

按:元胡即玄胡,皆为延胡索的处方名。

刘寄奴酒

[**药物组成**]刘寄奴　甘草各等份

[**功能主治**]破血通经,散瘀止痛,适用于痛经之症。

[**用法用量**]食前随量温饮。

[**制备方法**]上药捣碎细,每次用10g,先以水2小杯,入药煎至1小杯,再入酒1小杯,再煎至1小杯,去渣。

红花酒

[**药物组成**]红花100g　白酒(60°)400ml

[**功能主治**]治妇女血瘀性痛经症;跌打损伤,风湿性关节炎、冠心病。

[**用法用量**]必需时服用10ml,也可兑凉开水10ml,加红糖适量。

[**制备方法**]洗净的红花100g放入细口瓶口,加白酒400ml,浸泡

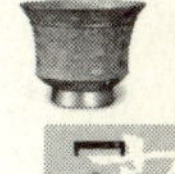

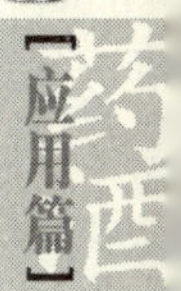

一周，每日振摇1次。

胡椒酒

[**药物组成**]白胡椒1g　白酒1盅

[**功能主治**]温中止痛。适用于痛经，脾胃虚寒的腹痛吐清水等症。

[**用法用量**]烫热白酒冲服。

[**注意事项**]阴虚火旺者忌用。

胡桃酒

[**药物组成**]胡桃壳500g　黄酒1000ml　红糖250ml

[**功能主治**]痛经、小肠气、腰腿疼痛。

[**用法用量**]每饮10ml，一日2次。

[**制备方法**]胡桃壳敲碎，置容器内，倒入黄酒，加盖密封2~3旬后，滤取酒浆，复加红糖，煮沸（一沸即可）溶化，装瓶备用。

[**注意事项**]痛经者，行经前5天开始服。

香附根酒

[**药物组成**]香附根60g

[**功能主治**]理气解郁，调经止痛，适用于痛经之症。

[**用法用量**]不拘时候，频频饮之。

[**制备方法**]将香附根洗净切碎，用水、白酒各250g，浸泡3~5天，去渣取液。

3. 崩漏

川芎酒

[**药物组成**]川芎240g

[**功能主治**]妇人崩漏，昼夜十数次。

［**用法用量**］分3次服完。

［**制备方法**］上药切细，用酒1000ml，煮成300ml。

按：妇女经行之后，淋沥不止，名曰经漏。经血忽然大下不止，名为经崩。究其原因，以阴虚血热，脾肾气虚、气滞血瘀三者较常见。川芎辛温，行气活血，通常认为适用于气滞血瘀引起的崩漏。

川芎生地酒

［**药物组成**］川芎30g　生地黄汁200ml

［**功能主治**］治崩漏昼夜不止。

［**用法用量**］分为一二服，不耐酒者，逐渐增加剂量。

［**制备方法**］上药先用酒500ml，煮川芎，去渣，放入地黄汁，再煮三二沸即成。

蓟根酒

［**药物组成**］大小蓟根各200g

［**功能主治**］妇女暴崩，下血不止。

［**用法用量**］适量饮服。

［**制备方法**］上药用酒600ml，浸于瓶中，经7天开取。

4. 月经不调、不孕

种子药酒

［**药物组成**］淫羊藿250g　怀生地120g　枸杞子60g　胡桃肉120g　五加皮60g

［**功能主治**］振奋肾阳，补益精血。用于肾阳虚衰、肾精不足所致的不孕（不育）症。

［**用法用量**］适量饮服。

［**制备方法**］上药切片，以适量的白酒浸泡，容器封固后，隔水加热至药片蒸透，取出放凉，再浸数日，即可启用。

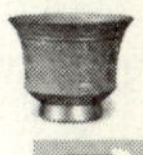

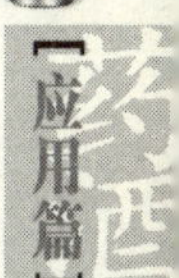

[**注意事项**]药性温热,阴虚火旺者不宜使用;在服酒期间应慎房事,并采取避孕措施,避免酒精伤及胎儿。

按:种子药酒适用于某些后天病理变化造成的不孕或不育,若属于因先天性生理缺陷而致的不孕或不育者,治疗无效。

种玉酒

[**药物组成**]全当归(切片)150g　远志肉(用甘草汤洗一次)150g

[**功能主治**]治妇女经水不调,气血不和,不能受孕,或生过一胎之后,停隔多年,服此酒百日即能怀妊。如气血不足,经滞痰凝者,服半年自能见效。

[**用法用量**]晚上温服,随量饮之,慎勿间断,服完,照方再制。另月经来时,干净之后,每日用青壳鸭蛋一个,以针刺孔七个,用蕲艾五分,水一碗,将蛋安于艾水碗内,饭锅上蒸熟食之,每月多则吃五六个,少则二三个亦可。

[**制备方法**]上药布袋,以白酒3L浸药,盖好,浸7天即成。

按:本方是治妇人不孕方,主药当归是中医调经主药。现代药理表明,当归有调节子宫功能,活血化瘀作用,并能促进小鼠子宫总核酸含量的改变,促使脱氧核糖核酸DNA的显著增加。远志为安神滋补兼有祛痰活血作用,合当归调节全身神经系统的正常功能。药性平和,安全有效。

参茸补血露

[**药物组成**]当归15g　川芎12g　丹参30g　鹿茸6g　枸杞子9g　五味子9g　白豆蔻9g　焦术15g　莲子肉15g　茯神12g　远志15g　石菖蒲15g　甘草12g　首乌12g　生地15g

[**功能主治**]温阳、祛瘀、补血添精、安神健脾。适用于因肾阳虚、精气不足、瘀血停滞所致的经闭、月经过多、带下诸症。阳虚精血不足的不孕、不育症。

[**用法用量**]每次1盅,一日3次,口服。

[**制备方法**]上药盛入绢袋,用白酒2.5L,白糖适量同置罐中,密封,放锅中隔水煮3小时,取出晾冷,埋土中3天取出,5天后即可过滤取酒液服用。

[**注意事项**]药酒性偏温热,凡虚而有热者不宜使用此药酒。

按:该酒以丹参、鹿茸为主药温肾阳,益精血,故名冠参茸。配以养血活血,滋肝肾,补精血,敛精气,理气健脾,交通心肾,安神定志的药物,故可治疗闭经及经带过多。

玫瑰酒

[**药物组成**]玫瑰花根6~10g

[**功能主治**]月经不调。

[**用法用量**]早、晚各服1次。

[**制备方法**]上药水煮后,冲入黄酒和红糖。

5. 带下

芍药酒

[**药物组成**]芍药　黄芪　生地黄各90g　艾叶30g

[**功能主治**]治妇人血伤兼赤白带下。

[**用法用量**]饭前随量温饮之。

[**制备方法**]上药切细,如麻豆大,用绢袋盛,入黄酒1000ml,浸1天即成。

按:中医认为带下有虚实之分。虚者责之脾肾,实者不离于湿,方中地黄、芍药、黄芪,滋阴柔肝健脾,艾叶温中除湿,所以本方是治疗以脾肾两虚为主的带下方。

厚朴酒(原名"厚朴汤")

[**药物组成**]厚朴如手指长15厘米　桂30厘米

[**功能主治**]治妇人下焦虚冷,膀胱肾气损伤虚弱,白带过多。

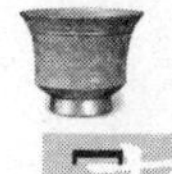

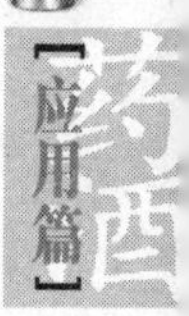

[**用法用量**]空腹按酒量大小分次服完。

[**制备方法**]以酒 500ml，煮两沸，去药渣，并将桂研粉调入酒中一夜。

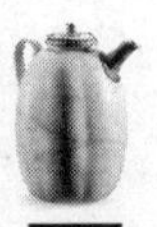

6. 难产

马齿苋酒

[**药物组成**]马齿苋

[**功能主治**]催生。

[**用法用量**]微量饮服。

[**制备方法**]用马齿苋捣绞取自然汁分三分，入酒三分。

按：李时珍认为，马齿苋散血消肿，利肠滑胎。而用该酒进行医疗实践，更是远在宋代之前，现代药理证实，该药对子宫有明显兴奋作用，产妇口服鲜马齿苋汁 6~8 毫升，可见子宫收缩增多。

鸡子酒

[**药物组成**]鸡子(鸡蛋)1 枚或 3 枚。

[**功能主治**]疗难产二三日不下。

[**用法用量**]适量饮服。

[**制备方法**]鸡蛋去蛋清，以苦酒半杯投鸡蛋中饮之。

蒲黄酒

[**药物组成**]蒲黄(炒)100g　槐子(为末)14 枚

[**功能主治**]妊娠坠胎，胞衣不出。

[**用法用量**]分 2 次温服，未下再服。

[**制备方法**]上二味，以酒三杯，煎至二杯，去渣即成。

按：药理研究表明，蒲黄煎剂、酊剂，对离体及在位子宫均表现兴奋作用，剂量增大可呈痉挛性收缩，使产后子宫收缩力加强或紧张性增加。

地黄蒲黄酒(原名“地黄酒”)

[**药物组成**]生地黄(以钢竹刀切,炒)15g　蒲黄(炒)　生姜(切、炒)各3g

[**功能主治**]治妊娠坠胎,胞衣不出。

[**用法用量**]分3次温服,未下再服。

[**制备方法**]上药切细,用黄酒3杯,于银器内同煎至2杯去渣即成。

归芍酒(原名“当归酒”)

[**药物组成**]当归(炙令香,锉)　芍药(锉,炒)60g

[**功能主治**]治妊娠坠胎后血不出。

[**用法用量**]温服,以恶血下为度。

[**制备方法**]上药切细,每服9g,以黄酒1杯,入生地汁5ml,于银器内,慢火煎至七分去药渣。

姜汁鸡子黄酒

[**药物组成**]生姜片三分盏(作3次服)　鸡蛋黄3枚(作3次服)

[**功能主治**]胎死腹中,气血凝冷难下。

[**用法用量**]微温饮服片刻,胎不下,饮尽此三服。

[**制备方法**]上药先用酒三分盏,醋二分盏,同煎沸,入姜汁二分盏,又煎令沸倒出,用鸡蛋黄1枚趁热打转。

7. 产后诸疾

红花益母酒(原名“红蓝花酒”)

[**药物组成**]红花15g　益母草30g　酒60ml

[**功能主治**]辛温通瘀,主治产后恶露不净。

[**用法用量**]分次饮服。

[**制备方法**]同煎。

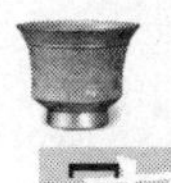

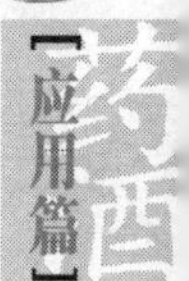

地黄姜汁酒(原名“地黄酒”)

[**药物组成**]生地黄汁100ml　生姜汁5ml　清酒200ml

[**功能主治**]逐血调中,适用于产后恶露不净。

[**用法用量**]每次温服1小盅,每日3次。

[**制备方法**]上药先煎地黄汁三五沸,再倒入生姜汁,并清酒再煎一两沸。

红曲酒

[**药物组成**]红曲

[**功能主治**]治腹中及产后瘀血。

[**用法用量**]煮饮。

[**制备方法**]红曲浸酒。

黑豆羌活酒(原名“黑豆酒”)

[**药物组成**]黑豆200g　羌活30g

[**功能主治**]祛风邪,养阴血,去恶露,通乳脉。治疗产后恶露不净、乳少。

[**用法用量**]适量饮服。

[**制备方法**]净黑豆炒令甚熟,以黄酒100ml淋之,加羌活同浸即得。

毛鸡药酒

[**药物组成**]干毛鸡160g(或鲜毛鸡320g,均除去毛,内脏)　当归160g　红花160g　赤芍15g　桃仁15g　白芷160g　茯苓20g　川芎160g　千年健160g

[**功能主治**]具有活血通经,祛风除湿等作用,治疗妇女产后血晕,或肢体疼痛,及痛经、经闭等症。

[**用法用量**]口服每日3次,一次15~30ml。

[**制备方法**]以上九味药,干毛鸡(鲜毛鸡不蒸)用蒸气蒸15分

钟，放凉，用白酒适量浸泡25天后，与当归等八味置容器内，加白酒（前后2次共17L）密闭泡45～55天，滤过即得。

[**注意事项**]感冒发烧、喉痛目赤禁用。

按：产后血晕是产科的重症之一，应高度重视，积极救治。毛鸡酒适用于淤血上攻中的轻症。

没药酒

[**药物组成**]没药15g

[**功能主治**]产后血晕及腹痛。

[**用法用量**]温服，每次服1盅。

[**制备方法**]上药用酒3盅，将没药磨尽，每服1盅，煎沸。

[**注意事项**]本方适用于瘀血上攻引起的血晕、腹痛。

红蓝花酒

[**药物组成**]红蓝花60g

[**功能主治**]疗血晕绝，神志不清，烦闷，言语错乱及产后恶血不尽，腹中绞痛，及治胎死腹中不下。

[**用法用量**]分2次服。

[**制备方法**]上药研成末，分2次，每服温酒2盅。

按：本方适用于瘀血上攻引起的血晕及腹痛。

地榆菖蒲酒

[**药物组成**]菖蒲20g　地榆50g　当归40g

[**功能主治**]产后血崩。

[**用法用量**]饭前分3次温服。

[**制备方法**]上药捣成细末，加入黄酒500ml，同煎取一杯，去药渣即成。

地黄煮酒

[**药物组成**]生地黄 6g　益母草 10g　黄酒 200ml

[**功能主治**]产后崩漏,出血不止,心神烦乱。

[**用法用量**]每次温饮 50ml,每日 2 次。

[**制备方法**]黄酒倒入瓷杯中,再加后二药,把瓷杯放在有水的蒸锅中加热蒸炖 20 分钟即成。

王瓜酒

[**药物组成**]王瓜

[**功能主治**]治乳汁不下。

[**用法用量**]饮酒嚼王瓜下,其乳自通。

[**制备方法**]王瓜不计多少,用酒煮至烂熟。

涌泉酒

[**药物组成**]王不留行 10g　天花粉 10g　当归 7g　穿山甲(炙黄)5g　甘草 10g

[**功能主治**]产后乳汁不通。

[**用法用量**]温服,每日 2 次。

[**制备方法**]上五味共研细末,每服 7g,同黄酒 2 杯煎取 1 杯。

按:本方王不留行能走血分,属阳明、冲任之药,穿山甲软坚散结,俗有“穿山甲、王不留,妇人服了乳长流”。所以本方宜用于气血郁滞造成的乳汁不下。

催乳酒

[**药物组成**]猪蹄(熟炙捶碎)2 枚　通草(细切)240g

[**功能主治**]催乳,治无乳汁。

[**用法用量**]慢慢饮完,不愈再饮。

[**制备方法**]上药用清酒 1000ml 浸之。

按:本方猪蹄甘咸,补血通乳;通草甘淡,下乳,所以本方是一张治疗以虚证为主的下乳方。

鱼灰酒

[**药物组成**]鲤鱼头(瓦上烧灰)5枚

[**功能主治**]乳汁不下。

[**用法用量**]早、午、晚各温饮15~20ml。

[**制备方法**]上一味细研为散,用黄酒500ml同煎数沸,去渣备用。

桂心酒

[**药物组成**]桂心90g

[**功能主治**]治产后腹痛及卒心痛。

[**用法用量**]分3次服,每日3次。

[**制备方法**]上药用酒1000ml,煮取600ml,去渣即成。

[**附**]《历代名医良方注释》:桂心即桂枝木,有芳香、开窍、辛温解表和活血化瘀的作用。本品含挥发油,不溶于水,入煎疗效较差。《千金要方》用酒提取,十分科学。本方所指的卒心痛包括现代的冠心病、心绞痛和胃痉挛性疼痛,用桂心均能缓解。

茱萸酒

[**药物组成**]吴茱萸300g

[**功能主治**]治产后心腹内外痛,盗汗恶寒,亦治腹泻、腹绞痛及中风口偏不能语,又治症块。

[**用法用量**]空腹温服适量,或热酒布裹熨症上可消症。

[**制备方法**]上药用酒1000ml,煎取300ml。

按:吴茱萸辛苦大热,有温胃散寒、降逆止呕、疏肝解郁、行气止痛之功,故能治疗脘腹冷痛、胁痛、疝痛、脚气疼痛,及经行产后腹痛。药理实验证实,吴茱萸有显著的抗菌杀虫、收缩子宫及镇痛作用。

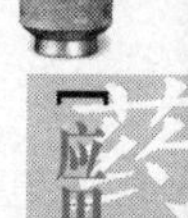

归芎姜桂酒

[**药物组成**]当归60 g　生姜90g　桂心90g　芎药60g

[**功能主治**]产后恶露下多少得适,冷热得调,更无余状,但觉腹内切痛,时缓时痛。

[**用法用量**]分3次服用。

[**制备方法**]上药切细,以水与黄酒各350ml,煮取270ml,去药渣。

[**注意事项**]忌食生葱。

白术生姜酒

[**药物组成**]白术150g　生姜180g

[**功能主治**]产后食欲不振。

[**用法用量**]分2次温服。

[**制备方法**]上药切细,以水与黄酒各1000ml,缓火煎取750ml。

红糖酒

[**药物组成**]黄酒250g　红糖120g

[**功能主治**]产后单纯性腹泻,或受冷至腹痛腹泻。

[**用法用量**]趁热1次服下,最好在早晨空服时服之。

[**制备方法**]先将黄酒置煮锅中,加热至沸后再加入红糖,继续煮沸至2~3分钟,以杀灭红糖内细菌,然后倾入碗中。

大补当归酒(原名"大补中当归汤")

[**药物组成**]当归　续断　桂心　川芎　干姜　麦门冬各90g　芍药120g　吴茱萸60g　干地黄180g　甘草　白芷各60g　大枣40枚

[**功能主治**]治产后虚损,腹中拘急,或溺血少腹苦痛。或从高堕下体内受损,及金疮血多内伤。

[**用法用量**]分5次服,日3次,夜2次。

[**制备方法**]以上十二味切碎,用黄酒5L,浸药1天,第二天早晨

以水5L合煮，取2.5L去渣即可。

黑桂酒

［**药物组成**］黑豆（炒热，去皮）30g　肉桂30g　当归30g　芍药30g　炮姜30g　生地30g　炙甘草20g　蒲黄（纸上炒）30g

［**功能主治**］产后气血瘀滞，身体肿满，或泻痢寒热。

［**用法用量**］每服15～20L，每日3次。

［**制备方法**］上药捣碎细，置净瓶中，以酒1500g浸7天后开封。

毛鸡益母酒（原名“毛鸡酒”）

［**药物组成**］干毛鸡（除去毛、内脏）500g　当归150g　防风25g　炮姜75g　羌活75g　益母草100g　红花25g　钩藤50g　白酒10L　白糖适量

［**功能主治**］祛风活血，去瘀生新。用于妇女产后体弱，手足麻痹。

［**用法用量**］口服，一次9～15ml，一日2次。

五加丰腴酒

［**药物组成**］五加皮250g　枸杞子250g　蛇床子125g　杜仲（炒）125g　乱发250g　干地黄　丹参各30g　干姜45g　天门冬60g

［**功能主治**］治产后胞宫冷。

［**用法用量**］口服2次，每次50ml，渐加至100ml为佳。

［**制备方法**］上药切碎，用绢袋盛，以黄酒4.5L浸3天即成。

8. 妇人嫁痛

芍草姜桂酒

［**药物组成**］甘草60g　芍药15g　生姜12g　桂心8g

［**功能主治**］治小户嫁痛（指妇女性交时阴户疼痛，也泛指阴户疼

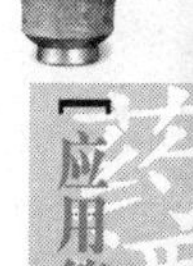

痛)连日。

[**用法用量**]一次服完。

[**制备方法**]以上四味切碎,用黄酒500ml煮三沸,去渣即得。

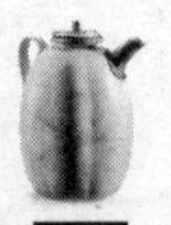

将军酒

[**药物组成**]大黄12g

[**功能主治**]嫁痛。

[**用法用量**]一次服完。

[**制备方法**]用好黄酒250ml,煮上药三沸即得。

皮 肤 科 类

1. 疥疮

苦白酒

[**药物组成**]苦参　白鲜皮各10g　百部30g　川楝子　萹蓄　蛇床子　石榴皮　藜芦各10g　皂角刺20g　羊蹄根(土大黄)20g　白酒2L

[**功能主治**]疥疮。

[**用法用量**]每晚临睡前用纱布块蘸此药酒搽全身皮肤,每天1次,连用7～10天。

[**制备方法**]将上药浸于白酒内,一周后启用。

[**附**]用本方治2例患者,均在7～10天痊愈。

2．疮、疹、癣

茄根酒

［**药物组成**］白茄根(干者)50g(或用鲜者100g)　白酒(60°)30ml

［**功能主治**］过敏性荨麻疹。

［**用法用量**］外用搽患处。

［**制备方法**］白茄根先用清水洗净泥沙,然后用刀切成碎片放入白酒内浸泡一星期备用。

［**注意事项**］对酒类过敏引起的荨麻疹患者无效。

复方九里香药酒

［**药物组成**］九里香　一枝黄花(大叶七星剑)　羊蹄草　半边莲　毛射香　漆大姑　了哥王　三椏苦　入地金牛　蛇总管各25g

［**功能主治**］水稻性皮炎。

［**用法用量**］皮肤以瘙痒、糜烂及渗液为主者,用药酒外搽患处,每日3~4次;以肿痛为主,用药渣外敷患处,每日1次。

［**制备方法**］上药均用干品,研成粉末混合后,加入60°米酒或75°酒精1000ml,浸泡7天后启用。

樟冰酒

［**药物组成**］冰片10g　樟脑3g　95°酒精100ml

［**功能主治**］消炎止痛止痒。

［**用法用量**］每次用纱布蘸药水于患处摩擦10~20分钟。

［**制备方法**］上药混合均匀,即可使用。

冰黄酒

［**药物组成**］生大黄6 g　黄连5g　冰片4g

［**功能主治**］痱疮。

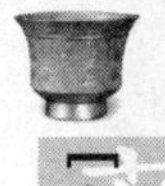

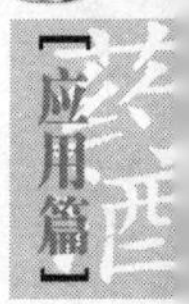

［**用法用量**］用棉签蘸药酒涂于患部，每日3～5次。

［**制备方法**］三药装入瓶内，加白酒（或75°酒精）150ml浸泡，加盖徐徐摇动使其充分溶解，即可使用。

浮萍酒

［**药物组成**］鲜浮萍（洗净）60g

［**功能主治**］风热性瘾疹，皮肤瘙痒。

［**用法用量**］取适量，涂擦患处。

［**制备方法**］将上药捣烂，用醇酒500ml，浸于净器中，5天后开取，去渣备用。

碧桃酒

［**药物组成**］鲜嫩桃叶500g　胆矾0.6g　薄荷水3g　冰片3g　鲜鱼腥草60g　白酒（75°）适量

［**功能主治**］荨麻疹。

［**用法用量**］每用少许，视患处大小而定，以棉球蘸药，涂敷患处，每日5～7次，以愈为度。

［**制备方法**］鲜碧桃叶洗净，切碎，加入胆矾粉末，按渗漉法操作，贮取渗出液1000ml，溶入薄荷水、冰片，过渡，瓶贮。

按：《历代名医良方注释》：碧桃系指桃之带绿色者，一般桃叶均可入药，应选其鲜嫩者，最好新鲜桃叶立即制备，不然干燥发黄，既影响剂量外观，也影响疗效。

桃叶含有大量叶绿素，溶于乙醇后呈美丽的碧绿色，但放存后容易发黄，加入少量胆矾（即硫酸铜）后，可保持溶剂长期呈鲜绿色，用其他可溶性铜盐亦可。

本方主要为外治药，有较好的止痒和促进风疹块渗出血蛋白的吸收。鱼腥草露对荨麻疹的止痒作用也很好，对蚊叮虫咬后的止痒亦有特效。

复方蛇床子酒

[**药物组成**]蛇床子248g　苦参248g　明矾124g　防风124g　白鲜皮124g

[**功能主治**]祛湿止痒,用于神经性皮炎,皮肤瘙痒,慢性湿疹,扁平疣,汗疱疹。

[**用法用量**]外用涂擦,每日2~3次。

[**制备方法**]将上药研成粗粉,加白酒4L,密封浸泡,每日搅拌1次,浸泡7天后,改为每周搅拌1次,30日后,取上清液,再将残渣压榨,压出液过渡与上清液合并,静置澄清,过渡后密封,置于阴凉干燥处。

地龙藤酒

[**药物组成**]地龙藤

[**功能主治**]治风邪袭击,血虚生风,腹内及腰脚寒冷,食欲不振,肌肤瘙痒。

[**用法用量**]适量饮服。

[**制备方法**]上药酒浸。

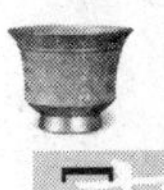

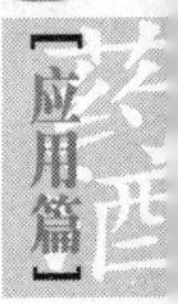

蜜酒

[**药物组成**]蜂蜜

[**功能主治**]治风疹、癣。

[**用法用量**]适量饮服。

[**制备方法**]以蜜入酒服之。

石斛枸杞酒(原名"石斛浸酒")

[**药物组成**]石斛(去根)720g　黄芪(炙)45g　丹参(微炒)30g　牛膝(去苗)90g　生姜90g　人参45g　杜仲(去粗皮,锉,炒)　五味子各60g　白茯苓(去黑皮)60g　山茱萸60g　山芋60g　萆薢(微炒)60g　枸杞子

（微炒）90g　防风（去叉）45g　细辛（去黄叶，炒）30g　薏苡仁（炒）30g　天门冬（去心，焙）90g

［**功能主治**］补虚劳，益气力，利关节，坚筋骨。治肾中风，下注腰脚痹弱及头面游风。

［**用法用量**］温服1杯，一日3次，逐渐加量，令常有酒气，不醉为度。

［**制备方法**］上药细锉如麻豆，用生绢囊盛，用黄酒5L，于净酒器中浸7天。

白鲜皮酒

［**药物组成**］白鲜皮150g　白酒500ml

［**功能主治**］清热解毒，祛风化湿。用于老年慢性气管炎，湿疹，疥癣等病。

［**用法用量**］口服。每次10ml，每日3次。

［**制备方法**］上药浸泡3天，取液即得。

连花酒

［**药物组成**］黄连（冲细）30g　花椒15g　酒精（或白酒）100ml

［**功能主治**］烂脚丫。

［**用法用量**］用时先将患部用新洁尔灭水消毒揩干净，再用纱布浸润"连花酒"敷盖；或用棉球蘸连花酒放入趾缝烂处固定。愈后，最好再用好醋250ml（热至20℃～30℃）泡洗患足。

［**制备方法**］将黄连、花椒放入酒内，浸泡一周。

生姜浸酒

［**药物组成**］生姜250g　50°～60°烧酒500ml

［**功能主治**］鹅掌风，甲癣。

［**用法用量**］鹅掌风：用脱脂棉球蘸药酒，每日早晚搽患手（足）数遍，或每日早晚将患手（足）浸入药酒中一二分钟，然后用甘油涂患部，一周可见效。

甲癣:用棉花蘸药酒搽患甲,每日早、午、晚3次,连续不断,直至新甲长出。

[**制备方法**]将生姜捣碎后加于烧酒中浸泡2天后即使用。

菖蒲疗癣酒(原名"菖蒲酒")

[**药物组成**]菖蒲50g

[**功能主治**]治一切癣。

[**用法用量**]每次10~20ml,一日2次。

[**制备方法**]以菖蒲切细,加白酒500ml,浸7天后取用。

苦参天麻酒

[**药物组成**]苦参500g　露蜂房75g　天麻80g　白鲜皮200g

[**功能主治**]治遍身白屑,搔之则痛。

[**用法用量**]饭后饮1小杯,每日白天2次,夜1次。

[**制备方法**]上药用水750ml,煮取375ml,去渣,浸法曲750g,经三宿,饮黍米5 kg酿如常法,酒熟压去糟渣,贮存备用。

苦参酒

[**药物组成**]苦参200g

[**功能主治**]治疮疹、癞疾、手足肿痛。

[**用法用量**]每次饮1盅,一日2次,常服不绝,觉痹即瘥。

[**制备方法**]上药切细,以白酒1000ml,浸15天即成。

3. 牛皮癣

斑蝥酒

[**药物组成**]斑蝥2g　65°白干酒100ml

[**功能主治**]神经性皮炎。

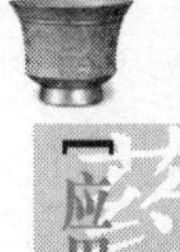

[**用法用量**]轻涂患处,每日 1 ~2 次。

[**制备方法**]浸泡 7 天,取上清液备用。

按:斑蝥酒有良好的止痒作用,可阻断瘙痒引起的恶性循环,使已紊乱的大脑皮质机能得到调整,并消除因瘙痒对皮肤的刺激;同时斑蝥酒的引赤作用,可加速局部血循环,促进新陈代谢,从而改善局部营养,使苔癣化的病理组织吸收消退。

斑蝥青皮酒(原名"斑蝥酒")

[**药物组成**]斑蝥 30 个　青皮 6g　白酒 250g

[**功能主治**]牛皮癣。

[**用法用量**]以棉签蘸取此酒,反复搽癣上,直至患部感到发热及痛痒并起白疱时,然后刺破白疱,用清洁水洗去脱皮,如不易脱去,可再搽药酒 2 ~3 次,皮脱乃愈。

[**制备方法**]上药共入瓶内浸 2 ~7 天。

牛皮癣一号酒

[**药物组成**]白芨 0.5kg　土槿皮 0.5kg　槟榔 0.5kg　生百部 500ml　川椒 0.5kg　大枫子仁 0.25kg　斑蝥(去翅,去足)60g　水杨酸　苯甲酸各适量

[**功能主治**]软坚,散结,杀虫,止痒。用于牛皮癣,亦用于神经性皮炎,手足癣。

[**用法用量**]外用搽擦。

[**制备方法**]取白芨、土槿皮、槟榔、生百部、川椒五味,分别碎断和碾压,置渗漉器中(细粉在上,粗粉在下),另将斑蝥研细与大枫子仁混合,捣成泥状,置渗漉器最上层,上加特制的木孔板,然后加白酒或 60° ~75°乙醇高出生药几公分,加盖,浸泡 5 ~7 日,渗漉,共用白酒或乙醇 15L,最后在渗漉液中按比例加入 5% 水杨酸、10% 苯甲酸,搅拌,溶解即得。

[**注意事项**]急性期忌用。

止痒酒

［**药物组成**］白鲜皮150g　土荆芥150g　苦参150g　白酒适量

［**功能主治**］利湿，杀虫，止痒。用于神经性皮炎、牛皮癣。

［**用法用量**］外用，搽患处。

［**制备方法**］将上述药材粉碎成粗粉，加白酒适量，置有盖容器内浸渍7～14日，过滤；压榨残渣，将滤液与压榨液合并，静置24小时，过滤，添加适量白酒至1000ml即得。

愈癣药酒

［**药物组成**］苦参子　土荆皮　花椒　洋樟　木通　白芨　申姜　百部　方八　槟榔各50g

［**功能主治**］治一切癣疮，不论干湿新久，但皮肤顽厚浸淫作痒，走串不定者。

［**用法用量**］用笔蘸拂，一日2次，至愈为度。

［**制备方法**］上药用高粱酒浸透即成。

［**注意事项**］药性甚烈，不可误拂好肉上。

4. 梅毒

止痛妙绝酒

［**药物组成**］人参15g　大黄15g　乳香末　没药末各3g

［**功能主治**］治便毒肿硬，不消不溃，疼痛不已，一服立即止痛。

［**用法用量**］空腹适量饮服。

［**制备方法**］人参、大黄合酒、水各1盅，煎至1盅，入乳香末、没药末即可。

按：梅毒，又称横痃，见《外科正宗》。指性病引起的腹股沟淋巴结肿大，多在下疳痊愈后出现。初起较小，渐次长大，坚而稍痛，皮色不变，日久可以破溃，不易收口，是第一

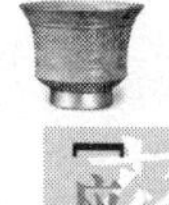

期梅毒的表现。

金蝉脱壳酒

[**药物组成**]醇酒 2.5L　大哈蟆(去内脏)1 个　土茯苓 150g

[**功能主治**]杨梅疮,结毒筋骨疼痛。

[**用法用量**]饮酒,以醉为度,无论冬夏,盖暖出汗为效,余存之酒,次日随量饮之,酒尽疮愈。

[**制备方法**]上药同贮于瓶中,瓶口封严,重汤煮 40 分钟左右,香气出时取出,去渣备用。

[**注意事项**]忌房事。

5. 斑秃

闹羊花毛姜浸酒

[**药物组成**]闹羊花 21 朵　鲜毛姜 17 片　高粱酒(1 中碗)

[**功能主治**]治斑秃。

[**用法用量**]每日用酒涂擦患处,一日 4 ~5 次。

[**制备方法**]上药酒浸,外用纸将碗口封固,放锅中隔水蒸 1 小时左右。

6. 冻伤

樱桃酒

[**药物组成**]樱桃适量　稀醇(30° ~50°)适量

[**功能主治**]冻伤,风湿关节疼痛及风湿性瘫痪。

[**用法用量**]一二级冻伤,用樱桃酒涂患处轻轻擦之,一日数次,三级冻伤(有溃疡面或坏死组织)可将樱桃去蒂去核,剖开果肉,或将果肉在消毒乳钵中研成果肉泥,敷于患处,次数根据实际情况而定。

[**制备方法**]在樱桃成熟季节,选购质好未烂的鲜樱桃(民间称为八分熟),用冷开水洗净,放入瓶中,加入稀醇至浸没

樱桃为度，加盖用蜡密封，埋于不见阳光的背阴处约1.5～2尺深，候冬季冷冻时取出，将樱桃和药（稀醇）分别装瓶（药酒宜过滤至澄明），并加三合红等染料着成樱桃红色备用。

桂椒樟冰酒

［**药物组成**］肉桂30g　红辣椒15g　樟脑9g　冰片3g　白酒250ml

［**功能主治**］冰疮。

［**用法用量**］用棉球蘸药酒涂患处，每日3～5次。

［**制备方法**］先将肉桂捣碎，辣椒去籽切丝，共入白酒中浸泡5天，过滤，将樟脑、冰片各研细，放滤液中混匀，装瓶备用。

冻疮酒

［**药物组成**］白酒30ml　花椒15g　生姜汁3ml　甘油6ml

［**功能主治**］冻疮。

［**用法用量**］搽患处。

［**制备方法**］先将花椒浸酒内，7天后取出花椒，加入姜汁、甘油，摇匀即成。

7. 白癜风

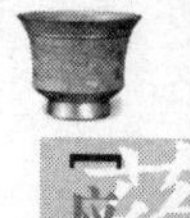

乌蛇天麻酒（原名“乌蛇浸酒”）

［**药物组成**］乌蛇（酒浸，去皮、骨，炙微黄）180g　防风（去芦头）60g　桂心60g　白蒺藜（炒，去刺）60g　天麻90g　五加皮30g　羌活90g　牛膝（去苗）60g　枳壳（麸炒微黄，去瓤）90g　熟干地黄120g

［**功能主治**］治风，及白癜、紫癜。

［**用法用量**］每日3次，每次温饮1小盅。

［**制备方法**］上药细锉，装入绢袋，以黄酒5L，于瓷瓮中浸，密封7天即成。

[**注意事项**]忌毒滑物、猪、鸡肉。

伤骨科类

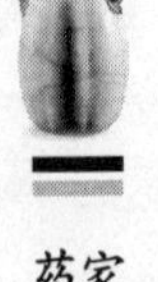

1. 跌打损伤

红花浸酒

[**药物组成**]红花(辽宁红花)50g　凤仙花50g　白矾少许

[**功能主治**]消肿止痛,用于跌打损伤。

[**用法用量**]用纱布浸于过滤液中20分钟取出,敷于肿胀部位,若纱布浸液干时,可随时再往纱布敷料上洒红花浸液,以保持湿润,隔日或一日1次。

[**制备方法**]将上药加白酒(60°)1L,浸泡24小时,取出过滤液备用。

按:红花活血通经,去瘀止痛;凤仙花活血通经,祛风止痛;白矾止血,故用于治疗跌打损伤有效。

大力药酒

[**药物组成**]紫丹参30g　当归尾10g　红花20g　白芷20g　川乌(制)20g　没药30g　乳香30g　大黄30g　白芍(炒)30g　骨碎补(砂炒)30g　脆蛇30g　青皮(炒)20g　续断(炒)40g　三棱40g　莪术40g　生地黄60g　三七60g　五加皮60g　牛膝60g　自然铜(煅)40g　土鳖虫120g　茜草160g

[**功能主治**]舒筋活血,祛风除湿,止痛。用于跌打损伤,风寒湿痹。

[**用法用量**]口服,新伤、轻伤1次5~10ml,旧伤、重伤1次10~

20ml，一日 3 次。

[**注意事项**]孕妇忌用，身体虚弱者慎用。

[**附**]本品为黑褐色澄清的液体，味苦，麻。

《伤科补要》药酒方

[**药物组成**]参三七 15g　红花 15g　生地黄 15g　川芎 15g　当归身 15g　乌药 15g　落得打 15g　乳香 15g　五加皮 15g　防风 15g　川牛膝 15g　干姜 15g　牡丹皮 15g　肉桂 15g　延胡索 15g　姜黄 15g　海桐皮 15g

[**功能主治**]活血行气，祛风除湿，消肿定痛等作用，适用于跌打损伤，气滞血瘀，筋骨疼痛，活动受限等。

[**用法用量**]每日 2 次，适量饮用。

[**制备方法**]上药粉碎，盛入绢袋，以 2.5L 好酒浸泡，容器封固，隔水加热，煮 1.5 小时，限出放凉后，再浸数日即可饮用。

按：方中参三七活血祛瘀，理伤定痛，并有良好的止血作用，为主要药物。佐以行气止痛，祛风除湿，滋阴养血，温阳散寒之品，对跌打损伤有一定疗效。

没药鸡子酒

[**药物组成**]没药(研末)15g　生鸡蛋 3 枚　黄酒 500ml

[**功能主治**]坠落车马，筋骨疼痛不止。

[**用法用量**]不计时候温服。

[**制备方法**]先将鸡蛋敲破，取白去黄，盛碗内，入没药，以酒暖令热，投于碗中令匀。

杏枝酒

[**药物组成**]东引杏枝不限多少

[**功能主治**]马坠伤。

[**用法用量**]饭前温服。

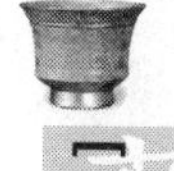

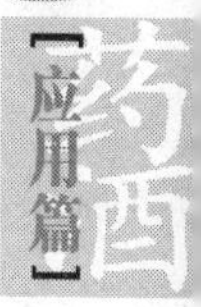

[**制备方法**]上药细锉,每服25ml,以酒1大杯,煎至一半,去药渣即成。

地黄桃仁酒(原名“地黄酒”)

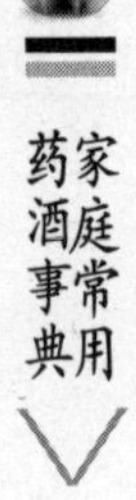

[**药物组成**]生地黄汁 500ml　酒 500ml　桃仁(去皮尖,制研膏)30g

[**功能主治**]倒仆踢损筋脉。

[**用法用量**]每次服1盅,温服,不拘时候。

[**制备方法**]上三味药,先将地黄汁并酒煎沸后,下桃仁膏,再煎数沸。

苏木酒

[**药物组成**]苏木(椎令烂碎)60g

[**功能主治**]被打伤损。

[**用法用量**]分3次服,空腹午时、夜卧各1次。

[**制备方法**]上药用黄酒500ml,煎取250ml。

复方红花药酒

[**药物组成**]红花100g　当归50g　赤芍50g　桂皮50g　40%乙醇适量。

[**功能主治**]活血祛瘀,温经通络。治跌打损伤,经闭腹痛。

[**用法用量**]口服,每次10~20ml,每日3~4次。外用主治红肿未破,搽敷患处,反复搓揉。

[**制备方法**]将上药干燥粉碎成粗末,用45°乙醇1000ml浸渍10~15天,过滤,补充一些溶剂继续浸渍药渣,3~5天,过滤,添加至1000ml即得。

岩龙风湿酒

[**药物组成**]岩陀17g　过山龙17g　五香血藤17g　透骨草13g　玉带草3g　大枣35g

[**功能主治**]祛风除湿,舒筋活络。用于跌打损伤,风湿关节炎。

[**用法用量**]内服。每次10~50ml,每日2次。外擦,擦痛处。

[**制备方法**]将上药捣碎,用白酒1000ml浸泡10天,滤取浸液,药渣继续用白酒500ml浸泡5天,滤限浸液,合并两次滤液,混匀装瓶。

小花五味子酒

[**药物组成**]小花五味子根100g

[**功能主治**]祛风利湿,理气止痛。用于风湿骨痛,跌打损伤。

[**用法用量**]口服,每服10ml,每日3次。

[**制备方法**]上药用酒500ml,浸泡5~7天即成。

舒筋活血药酒

[**药物组成**]老鹳草1250g 红花500g 桂枝750g 牛膝750g 当归500g 赤芍500g 白糖25kg 50°白酒50L

[**功能主治**]舒筋活血,健筋骨,通经活络。用于跌打损伤,风湿痹症,腰膝腿痛,风寒麻木。

[**用法用量**]一次10~15ml,一日2~3次。

[**注意事项**]孕妇忌服。

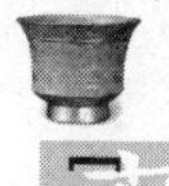

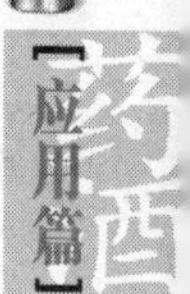

跌打损伤酒

[**药物组成**]柴胡12g 续断6g 当归12g 马钱子(去毛)6g 川芎12g 骨碎补(去毛)6g 黄芩6g 红花4g 桃仁6g 三棱4g 五灵脂6g 乳香(醋制)3g 赤芍6g 白酒(65°)1000ml 苏木6g

[**功能主治**]舒筋活血,消肿止痛。用于跌打损伤,瘀血凝滞,肿痛不消,筋络不舒。

[**用法用量**]口服,每次30~60ml,每日2次。外用:涂患处。

[**制备方法**]上药研成粗末,混匀,装入布袋内扎紧,与白酒1000ml共入罐内,罐口密封,浸泡约30天取出,压榨

过滤,静置沉淀,取上清液分装入瓶。

[**附**]江西药科学校制药系《药剂学》载“跌打损伤酒”处方同上,制法略异。其制法为:将上药共研细粉,混合均匀,取56%白酒按渗漉法先湿润,再浸渍72小时,以每分钟1~3ml流速收集漉液,另取红糖120g制成单糖浆,将单糖浆加入渗漉液中,搅拌均匀,静置,过滤,灌装。

跌打万应药酒

[**药物组成**]田七6g　羌活6g　独活6g　续断6g　三棱6g　莪术6g　红花6g　归尾6g　生地6g　五加皮6g　木瓜4.5g　桂枝6g　苏木4.5g　香附6g　沉香6g　木香4.5g　乳香4.5g　骨碎补6g　没药4.5g　牛膝6g　杜仲6g　破故纸6g　青皮6g　枳壳6g　首乌6g　白茯苓6g　熟地9g　炙黄芪9g　酒白芍9g　白术4.5g　枸杞6g　川芎4.5g　虎骨15g　鹿筋15g　远志6g　乌枣6g　乌豆500g　龙眼肉120g

[**功能主治**]有行气活血,理气定痛,补肝肾,健脾胃,扶助正气,促进康复的作用,对跌打宿伤,损伤正气或素体禀赋不足,发生跌打损伤,肿胀疼痛者,有良好的治疗作用。

[**用法用量**]内服适量。

[**制备方法**]上药以适量黄酒拌,闷润,将酒吸尽后,蒸透,再以5L白酒浸泡1月,取澄清酒液饮用。

[**注意事项**]如果平素体质尚好,受伤后正气损伤不重,虚象不显著的,饮酒量宜少。此外,阴虚火旺者应慎服。

按:本方中除了有止血行瘀,消肿止痛的药物外,还有黄芪、白术、龙眼肉等扶正药,所以适应于跌打损伤性虚证患者。

跌打损伤药酒

［**药物组成**］当归 30g　生地 30g　五加皮 30g　破故纸 24g　紫荆皮 24g　十大功劳 24g　猴姜 24g　薏苡仁 24g　广木香 24g　羌活 24g　莪术 24g　桃仁 24g　川芎 24g　杜仲 24g　虎骨(酥炙)36g

［**功能主治**］活血理气，强筋壮骨，祛风除湿，治跌打损伤所致的局部肿胀疼痛等症，此外，也适用于风湿性筋骨疼痛等症。

［**用法用量**］饮服，每次 25～50ml。

［**制备方法**］以好酒 10L 浸泡上述药物，容器封固，隔水加热约 1.5 小时，取出后静置数日，压榨过滤后，即可。

按：该酒行气活血，促进组织修复，用于软组织损伤有效。若遇出血，脱臼、骨折，则须先止血整复固定，该酒仅作辅助治疗。

河蟹酒

［**药物组成**］活河蟹雌雄各 1 只，愈大愈好　陈酒 1L

［**功能主治**］跌伤疼痛。

［**用法用量**］上酒分 1～3 次服完，每于服后，宜盖被酣睡 2 小时。

［**制备方法**］上药与酒共煮熬半小时，然后取酒待温。

麻根汁酒

［**药物组成**］大麻根及叶(生者去皮土)750g

［**功能主治**］打伤、跌伤等引起的多种疼痛。

［**用法用量**］每次药汁与酒各半盅，温服。

［**制备方法**］上一味，细切，捣绞取汁，酒煎服。

续筋接骨酒

［**药物组成**］透骨草 10g　大黄 10g　当归 10g　芍药 10g　丹皮

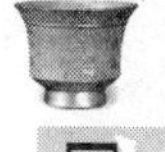

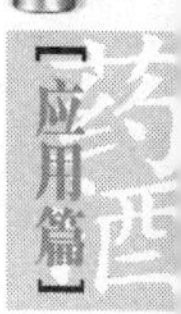

6g　生地15g　土狗(槌碎)10g　土虱30g　红花10g　自然铜末3g

[**功能主治**]跌伤、打伤。

[**用法用量**]每日用一份药酒送服自然铜末1g。

[**制备方法**]上十味,除自然铜,其余粗碎,用好酒50ml煎取一半,去渣,候温,分作三份。

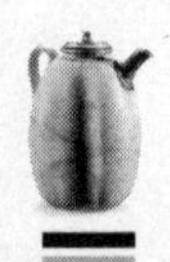

外用扭伤药酒

[**药物组成**]肉桂2.4g　川乌36g　红花2.4g　草乌36g　苏梗60g　防风36g　麻黄60g　木香36g　白附子60g　乳香36g　伸筋草60g　没药36g　舒筋草60g　台乌36g　海风藤60g　木通36g　灵仙60g　当归50g　蔓荆子60g　五加皮40g　荆芥36g　白酒1kg　土牛膝60g　川芎50g

[**功能主治**]活血散瘀,行气止痛,用于跌打损伤。

[**用法用量**]外用。

[**制备方法**]上药混匀,用白酒分2次浸泡,第一次以淹过药面少许为度,7天过后过滤,所余白酒全部加入药渣内浸泡3天以上过滤,合并两次滤液,混匀即成。浸泡过程中应随时搅动。

茴香故纸酒(原名“茴香酒”)

[**药物组成**]破故纸(炒香)　茴香(炒)　辣桂各等分为末

[**功能主治**]治打坠,瘀血凝滞,腰胁疼痛。

[**用法用量**]每次服6ml,热酒调,饭前服。

闪挫止痛酒

[**药物组成**]当归6g　川芎3g　红花1.8g　茜草1.5g　威灵仙1.5g

[**功能主治**]活血化瘀,和营通络止痛。

[**用法用量**]饮用,以不醉为度。其渣外用敷伤处。

[**制备方法**]以适量白酒煎。

[**注意事项**]该酒多活血药,凡有明显出血者不宜使用。

按:本方针对损伤引起疼痛与血肿,配制了活血化瘀,和营止痛方药,减少炎性反应的刺激,及血管神经受压引起的疼痛,达到通则不痛的目的。

内伤药酒

[**药物组成**]红花　桃仁(炒)　秦艽　续断　广木香　砂仁　牡丹皮　威灵仙各30g　当归　五加皮　怀牛膝各90g　骨碎补(槌碎忌铁晒干)　胡桃肉(炒)　杜仲(炒)　丹参各60g

[**功能主治**]治跌打及劳伤太过,腹胁腰膝及筋骨肢体疼痛无力,不拘远年近日,男妇老少皆效。

[**用法用量**]每日早、晚温服一二杯。

[**制备方法**]上药晒干,用陈酒10L,将一半,同药隔汤煮3小时,待冷却取开,将所存之酒,冲入封固。

蚕子酒

[**药物组成**]蚕子不拘多少

[**功能主治**]跌打伤损,因疮中风,破伤风。

[**用法用量**]暖酒3~5盅调服之,如人行十里,再一服。

[**制备方法**]上药一味,将刀于纸上量剚(zì,用刀刺入或插入),刮取约1.2g细研。

菊三七药酒

[**药物组成**]菊三七100g　30°乙醇适量

[**功能主治**]散瘀止血,解毒消肿治大骨节及跌打损伤,腰腿疼痛。

[**用法用量**]口服,每次10~15ml,每日3次。

[**制备方法**]将菊三七干燥,粉碎成粗末,用30°乙醇1000ml浸渍

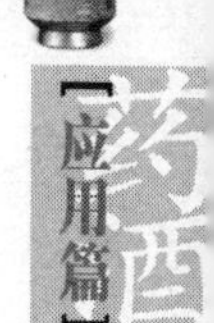

7～10 天，过滤，补充少许溶剂继续浸渍药渣 3 天，过滤，添加至 1000ml 即得。

酸痛药酒

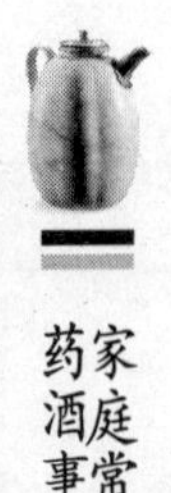

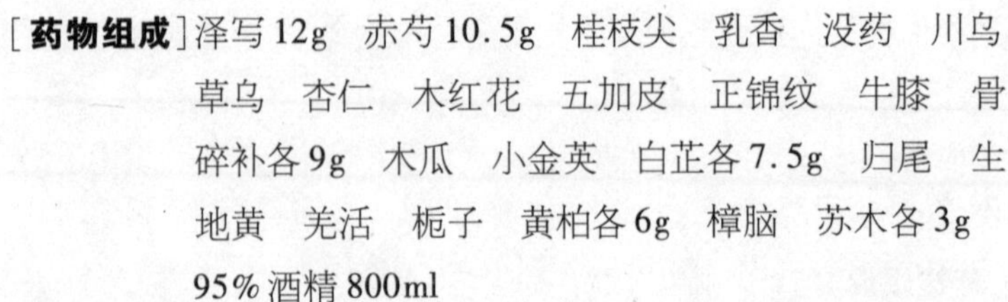

[**药物组成**] 泽泻 12g　赤芍 10.5g　桂枝尖　乳香　没药　川乌　草乌　杏仁　木红花　五加皮　正锦纹　牛膝　骨碎补各 9g　木瓜　小金英　白芷各 7.5g　归尾　生地黄　羌活　栀子　黄柏各 6g　樟脑　苏木各 3g　95% 酒精 800ml

[**功能主治**] 用于非炎症所致的四肢酸痛，如打伤、压伤、击伤所致皮下出血扭伤，剧烈运动和长途步行所致的酸痛。

[**用法用量**] 将患肢用热水洗净擦干用棉球或棉签浸药酒涂擦患部(面积须超过 3～5 厘米)每日 1～5 次。

[**制备方法**] 先将上列草药投入锅内加水 1L 煮沸 1 小时(约剩 200ml)取出该药装入大口瓶内加 95°酒精 500ml 泡 3 天(应经常摇动)，滤出药酒即可应用。然后再将此药渣投入锅内加水 500ml 煮沸 1 小时(约剩 150ml)再取出该药装入瓶内加 95°酒精 300ml 泡 3 天(也应经常摇动)，过滤后就可应用(最好是把两次的药酒混合在一起应用)。

紫金酒

[**药物组成**] 官桂　明乳香　没药　广木香　羊踯躅　川羌各 5 钱　川芎　玄胡　紫荆皮　五加皮　丹皮　郁金　乌药各 30g

[**功能主治**] 活血定痛，善通经络，治一切风气，跌打损伤，寒湿疝气，血滞气凝，沉疴久病，无不获效。

[**用法用量**] 每次饮三五杯，立见痛止，若预饮之，跌伤亦不痛。

[**制备方法**] 上药研成粗末，装入绢袋，将好酒 500ml 药袋悬挂酒中，煮 3 小时，分作 10 小瓶贮存。

化瘀止痛酒

［**药物组成**］生地黄汁250ml　酒500ml　丹皮30g　肉桂（去粗皮）30g　桃仁（去皮尖炒）30g

［**功能主治**］伤损瘀血在腹。

［**用法用量**］每日3次，每次温饮1～2小杯，不拘时。

［**制备方法**］将桃仁、丹皮、肉桂捣为细末，与生地汁用酒煎数十沸，取下候冷，去渣，收贮备用。

地黄丹皮酒（原名“地黄酒”）

［**药物组成**］生地黄汁250g　黄酒1000ml　桃仁（去皮、尖、双仁炒）　牡丹（去心）　桂（去粗皮）各30g

［**功能主治**］治伤损瘀血在腹。

［**用法用量**］温饮1盅，不拘时。

［**制备方法**］上五味药，以后三味捣细末，与前二味一处煎熟去渣。

苏木红花酒

［**药物组成**］苏木（槌碎）　红花　当归各9g

［**功能主治**］散其瘀血，能治跌打损伤疼痛，及妇女血气心腹痛，血滞经闭，产后瘀阻腹痛等症。

［**用法用量**］空腹饮用。

［**制备方法**］上药用黄酒3碗，煎至一半即得。

鹿角棘针酒

［**药物组成**］棘针（微炒）50g　鹿角屑（微炒）150g

［**功能主治**］治臂腰（臂 gài。卒然伤腰致痛臂腰）痛及髀（bì 大腿）痛。

［**用法用量**］饭前温服1中杯。

［**制备方法**］上以生绢袋盛，用黄酒1kg，于瓷瓶中浸7天即成。

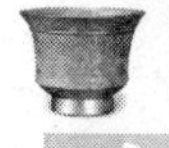

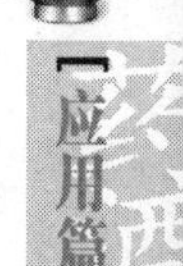

舒活酒

［**药物组成**］血竭 9g　三七 9g　麝香 0.5g　樟脑 1.5g　冰片 1.5g　薄荷 6g　红花 9g

［**功能主治**］活血化瘀，消肿止痛，舒筋活络，广泛适用于各种新旧闭合性跌打损伤。

［**用法用量**］①组织损伤严重，有内出血者，可用药棉浸透舒活酒敷患部，加压包扎。②陈旧性损伤，用舒活酒外擦并预按摩，每日 1～2 次，每次 5～10 分钟。

［**制备方法**］上药同溶于 200～250g 乙醇或白酒即成。

2. 颈椎病

茄皮鹿角酒

［**药物组成**］茄皮 120g　鹿角霜 60g　烧酒适量(约 500ml)　赤砂糖适量

［**功能主治**］颈椎病。

［**用法用量**］一日 2～3 次，适量饮用。

［**制备方法**］上药烧酒浸泡 10 天，去渣过滤，加赤砂糖。

风伤酊

［**药物组成**］上骨片 5g　蛤蚧(去头风)10g　蕲蛇(去头)30g　白酒 600ml

［**功能主治**］神经根型颈椎病。

［**用法用量**］每服 10～20ml，每日 3 次。15 天为 1 疗程，间隔 7～10 天后，继服第二疗程，一般 2～3 疗程愈。

［**制备方法**］上药入酒中浸 7 天，去渣过滤，贮瓶备用。

3. 急性扭挫伤

跌打风湿药酒

[**药物组成**]勒党根 75g　小棵蔷薇根 7.5g　山花椒根 40g

[**功能主治**]散风祛湿,活血止痛。用于急性挫伤,风湿性关节痛,腰部劳损。

[**用法用量**]急性扭挫伤,口服。首次 100ml,以后每次 50ml,每日 2 次。同时适量外擦。风湿关节痛,腰部劳损,晚睡时服 100ml,或每日 2 次,每次 50ml。20 天为 1 疗程,病重者可连续服 1 ~2 个疗程。出现咽喉燥热,停药数天后,可继续服用。

[**制备方法**]上药用三花酒(50°白酒)500ml 浸半个月后即可用。

栀黄酒

[**药物组成**]栀子 60g　大黄　乳香　没药　一支蒿各 30g　樟脑饼 1 个(约 7g)　白酒适量

[**功能主治**]治疗各种闭合性软组织损伤,挫伤,撞伤,无名肿毒,肋间神经痛。

[**用法用量**]以软组织损伤的范围、疼痛面积的大小,剪相应大小的敷料块浸入药液,拧成半干,敷于患处,再盖以敷料,用胶布固定,24 小时换药 1 次,轻者 1 ~2 帖愈。重者 2 ~4 帖即愈,用 4 次以上无效者则停用。

[**制备方法**]将上药装入瓶内,加白酒适量(以淹没药物为度)浸泡 2 周,密闭。

[**注意事项**]禁内服,孕妇慎用。

土鳖虫酒

[**药物组成**]土鳖虫 7 个　白酒 30ml

[**功能主治**]闪腰挫伤。

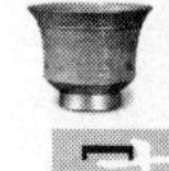

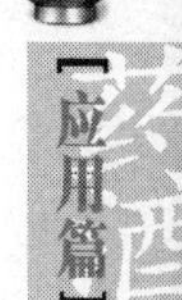

[**用法用量**]上酒分作三分内服,一日 3 次。

[**制备方法**]先将土鳖虫焙干,白酒泡浸一昼夜后,去土鳖虫渣。

[**注意事项**]孕妇忌服。

按:土鳖虫即䗪虫,始载于《本经》,具有破坚逐瘀,疗伤止痛的功效,故入酒能治闪挫。

建曲酒

[**药物组成**]建曲 100g　黄酒 200ml　白酒 200ml

[**功能主治**]急性腰扭伤。

[**用法用量**]每日 1 次,每次 50g,也可依自己酒量饮用。

[**制备方法**]将上药同酒一起泡 2 小时即成。

按:建曲常用于消化不良症,用治腰痛者甚少,查李时珍《本草纲目》有"闪挫腰痛者,煅过淬酒温服有效"的记载。

神曲酒

[**药物组成**]神曲

[**功能主治**]治挫闪腰痛,不能转侧。

[**用法用量**]服后仰卧片刻,见效再服。

[**制备方法**]陈久神曲一大块,烧通红,淬老酒,去神曲。

穿山龙药酒

[**药物组成**]穿山龙 600g

[**功能主治**]舒筋、活血、止痛。用于跌打损伤,扭腰岔气,风湿症等。

[**用法用量**]口服,每次服 10ml,每日 2 次。

[**制备方法**]取穿山龙切成片,加 50° 乙醇 1000ml,(或白酒 1000ml)浸泡 15 天,过滤,滤过液放置室温下,静置 48 小时,再过滤,得滤液分类,每瓶 100ml 或 200ml。

韭菜酒

[**药物组成**]生韭菜或韭菜根30g　黄酒100g

[**功能主治**]行气活血,治急性闪挫性扭伤的气滞血阻,心痛及赤痢。

[**用法用量**]趁热服之,每日1~2次。

[**制备方法**]上药与酒煮沸,或韭汁调酒。

按:韭之名始见于《诗经》,性味辛温,有温中,行气,散血,解毒之功,能治胸痹,痢疾,跌打损伤等症,亦治吐血、衄血、尿血,故可作食治。

4. 骨折

接骨草酒

[**药物组成**]接骨草叶0.5kg

[**功能主治**]消肿、止痛,促患部末梢血管扩张,改善局部血液循环,促进骨痂生长,有助骨折愈合。

[**用法用量**]用纱布包敷骨折部,小夹板或石膏固定,然后将接骨草酒滴入小夹板下纱布浸湿为宜,每天2~3次,成人每次50ml,儿童酌减。

[**制备方法**]简单制作法:将新鲜接骨草叶0.5kg捣烂,加少许乙醇,炒至略带黄色,然后文火煎6~8小时,搓挤出药汁过滤,配成45°酒精浓度的药酒500ml(1:1浓度)便可应用。药房制作法:取接骨草叶,洗净,切碎、加水过药面煮,第一次煮2小时,第二次煮1小时半,合并2次药液,过滤,浓缩成适量,加95°乙醇使含醇量为45°,药液浓度为1:1或2:1,放置24小时,过滤即得。

五官科类

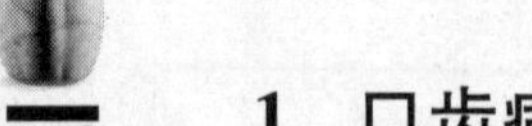

1. 口齿病

止痛酒

[**药物组成**]川乌 3g　草乌 3g　良姜 3g　细辛 3g　白芷 3g　白酒 100ml

[**功能主治**]镇静止痛麻醉。适用于龋齿。

[**用法用量**]用其液体含漱于龋齿处，一般连用 2～3 次即可止痛。

[**制备方法**]将各药磨成粗末同酒共置酒壶内，稍浸片刻煨热。

按：川草乌均含乌头碱，对各种神经末梢有麻醉止痛作用；细辛含多种挥发油，有镇静麻醉作用，但应慎重运用，以免中毒，治疗 20 余例，止痛效果满意。

半夏酒

[**药物组成**]半夏 20 枚

[**功能主治**]治重舌满口。

[**用法用量**]取酒趁热含，冷时即吐，又含热者，以瘥为度，内服亦有效。

[**制备方法**]上药水煮，再在水中泡片刻，趁热用好黄酒 500ml 浸，密封容器。良久。

按：重舌，见《疮疡经验全书》：①即舌下黏膜炎症，肿胀突起、状若小舌，由心脾湿热，热重于湿所致。②舌下腺囊肿，隆起突出如小舌，为心脾湿热，湿重于热所致。二者均位于舌下，与舌相叠，故称“重舌”。

齿肿酒

[**药物组成**]松叶 30g　盐 60g

[**功能主治**]治齿肿。

[**用法用量**]含之，冷吐，瘥即止。

[**制备方法**]上药以好黄酒 450ml 酒，煮取 150ml。

杉叶酒

[**药物组成**]杉叶 90g　川芎　细辛各 60g

[**功能主治**]齿肿。

[**用法用量**]含酒漱口。

[**制备方法**]上药三味切细，以酒 600ml，煮取 450ml。

必效牙痛酒

[**药物组成**]防风　附子　蜀椒各 60g　芥草(炙)30g

[**功能主治**]齿痛。

[**用法用量**]上药温清酒一盏，含少许酒漱口，勿咽汁。

[**制备方法**]上药捣筛为散。

连柏栀子酒

[**药物组成**]黄连 15g　黄柏 90g　栀子 20 枚

[**功能主治**]治舌上出血如簪孔，齿龈出血、便血。

[**用法用量**]分次服完。

[**制备方法**]上药用黄酒 500ml，浸一宿，去渣，煮三沸即成。

独活酒

[**药物组成**]独活 120g

[**功能主治**]治齿根空，肿痛困毙及中风口噤不开。

[**用法用量**]热含之，或温服 15ml，未瘥再服，口噤灌之，一日 3 次。

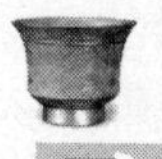

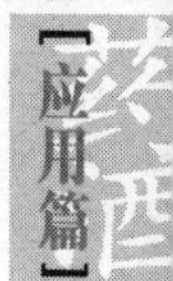

[**制备方法**]上药浸于净器中,加酒500ml,用煻火煨暖,稍稍沸,煎至半量,去渣。

[**附**]《圣济总录》另增大豆五合,治中风口噤不开。

按:药理研究表明独活有镇痛、抗炎作用。

乌头独活酒

[**药物组成**]乌头　独活　郁李根　白皮各30g

[**功能主治**]疗牙痛。

[**用法用量**]含口内,冷热适中,以治愈为度。

[**制备方法**]上药切碎,装入绢袋以好酒750ml,浸一宿,缓火蒸,取500ml,去渣。

[**注意事项**]只可口含,不可下咽,有毒恐伤人。

细辛酒

[**药物组成**]细辛60g　柳枝皮120g

[**功能主治**]治牙齿动摇,疼处齿断宣露,不能咬物。

[**用法用量**]暖1大杯,热含冷吐,以瘥为度。

[**制备方法**]上药细锉,炒黄,放入大豆100g和柳皮再炒,等爆声绝,盛于瓷器中,用好黄酒2.5L,浸一晚即成。

按:柳枝含水杨甙,有止痛麻醉作用,细辛含挥发油,也有镇静麻醉作用,故本方治牙痛有良效。

地黄独活酒

[**药物组成**]生地黄　独活各90g

[**功能主治**]治牙根肿痛。

[**用法用量**]含漱。

[**制备方法**]上药切细,用酒浸一晚即成。

郁李酒

[**药物组成**]郁李根9g　细辛1.5g　椒1.5g　槐白皮9g　柳白

皮 9g

[**功能主治**]治齿风肿痛,呼吸风冷,其痛愈甚,断螬肿赤。

[**用法用量**]热漱冷吐。

[**制备方法**]上药细锉,每次用药 30g,加黄酒 250ml,蒸三五沸,去药渣即得。

羊胫骨酒

[**药物组成**]羊胫骨 1.5kg　曲 150g　米酒 5L

[**功能主治**]脾肾虚弱,筋骨挛痛,牙齿动摇。

[**用法用量**]每日 3 次,每次饮服 1 ~2 杯。

[**制备方法**]将羊胫骨煮汁,同曲、米酒如常法酿造酒。

枳壳根酒(原名“枳壳方”)

[**药物组成**]枳壳根

[**功能主治**]齿痛痰多。

[**用法用量**]口含,伴有气逆者加量。

[**制备方法**]以枳壳根浸酒蒸热。

矾石牙痛酒

[**药物组成**]矾石(烧令汁尽)　藜芦(炙)　防风　细辛　干姜　白术　椒(汗)　甘草(炙)　蛇床子　附子(炮)各 2.4g

[**功能主治**]治牙齿疼痛,龋齿,牙根宣露,或齿已落出。

[**用法用量**]将药酒搅调后含漱,每日 3 次,不可咽下,再以酒漱去药气。

[**制备方法**]上十味药捣筛成散,温 250ml 黄酒,放入药散搅调。

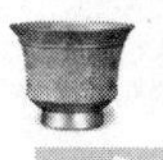

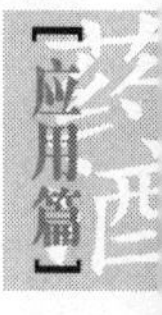

2. 咽喉病

鳜鱼酒

[**药物组成**]腊月取鳜鱼胆,悬北檐下使干

[**功能主治**]治骨鲠或竹木签刺喉中不下。

[**用法用量**]温啜,若得逆便吐骨即随出,若未吐再饮,以吐为度,虽鲠在腹中且以久疼痛黄瘦甚者,服之皆出。

[**制备方法**]取皂子样大小的鳜鱼胆用酒100ml煎化。

牛蒡蝉蜕酒

[**药物组成**]牛蒡根500g　蝉蜕30g　黄酒1500ml

[**功能主治**]咽喉肿痛,咳嗽、喉痹,吐痰不利,麻疹、风疹,疮痈肿痛。

[**用法用量**]每次饮1~2杯。

[**制备方法**]将牛蒡根切片(小者打碎)同蝉蜕浸酒于瓶中,经3~5天开封,去渣。

白芥子酒

[**药物组成**]白芥子(研碎)250g

[**功能主治**]伤寒后身体虚肿,失音不语。

[**制备方法**]上药用酒煮半熟,注壶中,带热包裹,熨项颈周遭,冷则易之。

人乳酒

[**药物组成**]黄酒100g　人乳汁100ml

[**功能主治**]治喉痹卒不得语。

[**用法用量**]分2次服。

[**制备方法**]上药和合。

蘘荷根酒

[**药物组成**]蘘荷根(研绞取汁)60ml

[**功能主治**]中风及大声咽喉不利。

[**用法用量**]温服半杯。

[**制备方法**]酒1大杯,相和合匀。

青果酒

[**药物组成**]白酒1000ml　干青果50g　青黛5g

[**功能主治**]清热利咽,凉血解毒,治咽喉肿痛,口渴,烦热等症。

[**用法用量**]适量饮服。

[**制备方法**]将干青果洗净,晾干水气,逐个拍破。青黛、青果一起浸泡于白酒中泡15天,每隔5天摇动1次。

3. 鼻病

莱菔酒

[**药物组成**]莱菔

[**功能主治**]治鼻衄血不止。

[**用法用量**]候温,滤去渣,一次服完。

[**制备方法**]莱菔每细锉30g,先将酒150ml煮沸后,下莱菔,再蒸一二沸。

葫芦酒

[**药物组成**]苦葫芦子(捣碎)30g

[**功能主治**]鼻塞,眼目昏痛,胸闷。

[**用法用量**]少少纳鼻中,每日3~4次。

[**制备方法**]将上药置于净瓶中,用醇酒150ml浸之,经7天后开口,去渣备用。

4. 耳病

磁石木通酒(原名"磁石酒")

[**药物组成**]磁石(捣碎,绵裹)15g　木通　菖蒲(米泔浸一两日,切焙)各250g

[**功能主治**]治肾虚耳聋耳鸣,耳内如有风水声。

[**用法用量**]每饮10~20ml,一日2次。

[**制备方法**]上药切细,绢裹盛,用白酒1.5L浸泡,冬季7天,夏季3天。

石英磁石酒(原名"白石英浸酒方")

[**药物组成**]白石英(碎如大麻粒)　磁石(火煅令赤,醋淬,如此5次捣)各150g

[**功能主治**]益精髓,保神守中,治风湿周痹,肢节疼痛,不可持物,行动无力,耳聋及肾脏虚损。

[**用法用量**]每服2~3盅,不计时,随时温服,常令体中微有酒气,将尽再添酒。

[**制备方法**]上药捣筛,生绢裹贮,以白酒1000ml,浸五六日即成。

栝楼根酒

[**药物组成**]栝楼根250g

[**功能主治**]治二三年耳聋,产后无乳。

[**用法用量**]适量饮服。

[**制备方法**]栝楼根加黄酒1000ml,煮三沸,去渣。

[**注意事项**]脾胃虚寒大便滑泄者慎服。

牡荆愈聋酒

[**药物组成**]牡荆子300g

[**功能主治**]耳聋。

[**用法用量**]任性服尽。

[**制备方法**]上药切碎,加黄酒1000ml浸泡即成。

[**附**]《本草纲目》用牡荆子(炒热)250g,入酒一杯,煎沸,趁热饮服,治疗小肠疝气。

磁石山萸酒方(原名"磁石浸酒")

[**药物组成**]磁石(捣碎,水淘去赤汁)150g　山茱萸60g　木通30g　防风(去芦头)30g　薯蓣30g　菖蒲30g　远志(去心)30g　天雄(炮裂,去皮脐)30g　蔓荆子30g　甘菊花30g　川芎30g　细辛30g　肉桂(去粗皮)30g　干姜(炮裂,制)30g　白茯苓30g　熟干地黄90g

[**功能主治**]治风邪入脑,或入于耳,久而不散,缠络壅塞,不能宣利,使人耳中𫜵𫜵闹,耳聋不闻人语声,或作眩晕。

[**用法用量**]每日适量饮服,以瘥为度。

[**制备方法**]上药细锉拌和,用绢袋盛,以黄酒3kg浸,经7天即可。

泡酒方

[**药物组成**]鲜石菖蒲20g　鲜木瓜20g　桑寄生30g　小茴香10g　九月菊20g

[**功能主治**]眩晕,耳鸣,阳虚恶风,消化不良,行走无力。

[**用法用量**]每日早晨温饮1小盅。

[**制备方法**]上药用纱袋贮,悬于净器中,用烧酒1.5L浸之,经7天取用。

黄连滴耳酒(原名"黄连酒")

[**药物组成**]雅川连9g　冰片0.5g　高粱酒100ml

[**功能主治**]化脓性中耳炎。

[**用法用量**]按常规滴入少许双氧水清洗并擦干耳道后,用已消毒

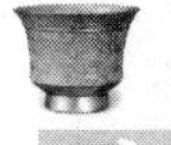

的塑料眼药瓶吸药液滴入耳道，每日 2 次，每次 1 ~ 2 滴。

[**制备方法**] 将原药拣净杂质装入瓶内，然后加入高粱酒浸泡 7 天，过滤后再加入冰片即可使用。

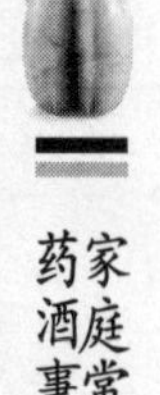

[**注意事项**] 本法用于单纯性中耳炎，一般连续用药 3 ~ 5 天即见效，用药后一般无不良反应，个别患儿稍有刺激感，但片刻即消失。

马钱冰片酒

[**药物组成**] 马钱子 5 只　冰片 0.3g　50°白米酒 100ml

[**功能主治**] 清热散郁火，芳香通诸窍，消肿止痛，防腐生肌，治急慢性化脓性中耳炎。

[**用法用量**] 用时将患耳脓液拭净，滴入 2 ~ 4 滴，每天 2 次，一般用 5 ~ 7 天即可。

[**制备方法**] 将马钱子用温水浸润后，剥净表皮，切成薄片。冰片研末，共浸在白米酒中，密封备用。

5. 眼病

生枸杞子酒

[**药物组成**] 生枸杞子 500g

[**功能主治**] 主补虚，长肌肉，益颜色，肥健，能去劳热，抗早衰，适用于肝肾虚损型目暗，目涩，迎风流泪等目疾，以及早衰。

[**用法用量**] 初以 1 盅为始，后即任性饮之。

[**制备方法**] 上药以好白酒 2L，研捣勿碎，浸 7 天，漉去渣即得。

地黄万年青酒

[**药物组成**] 熟地黄 100g　万年青 150g　黑桑葚 120g　黑芝麻 60g　淮山药 200g　南烛子 30g　花椒 30g　白果

15g　巨胜子 45g

[**功能主治**]肝肾亏损，须发早白，视力听力下降，未老先衰。

[**用法用量**]每早晚各服 1 次，每次空腹温饮 1 ~2 杯。

[**制备方法**]上九味药共捣细，用白布包贮，置于净器中，用好酒 2L 浸 7 天后开取，去渣。

[**注意事项**]服药酒期间勿食萝卜。

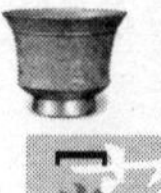

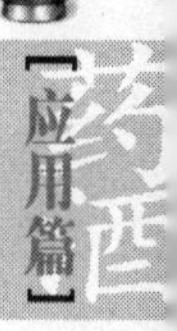

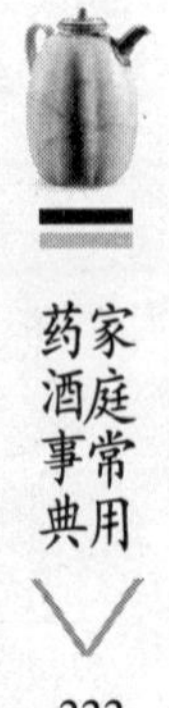

附　　录

解　酒　方

人参汤

[**药物组成**]人参 60g　芍药　楼实　枳实(去瓤,麸炒)　茯神(去木)　生地黄(洗)　甘草(炙)　葛根　酸枣仁各 30g

[**功能主治**]专治饮酒过多,大热烦躁,言语错谬,及治房劳。

[**用法用量**]不拘时候,去渣温服,每服 10ml。

[**制备方法**]上药锉如麻豆大,每次 9g,以水 1 杯,煎至七分。

五豆汤

[**药物组成**]黑豆　黄豆　绿豆　青豆　赤小豆各五升　干葛一斤　甘草一斤　贯众(俱不锉)

[**功能主治**]专能解酒毒,止烦渴,能发小儿痘疮不出,并解发渴之

证，后成疮痍者。

[**用法用量**]酒后渴随意饮，小儿痘疮不出，饮即发见此药水浸服之。

[**制备方法**]上用水五斗五升，腊八日用大锅，熬至豆熟为度，滤去豆汁顿冷，以大磁器盛之，用苦叶纸重封，春夏月开用。

六和汤

[**药物组成**]人参　赤茯苓　厚朴　白扁豆　木瓜　半夏　白术　藿香　砂仁　杏仁　甘草　香藿等分为末

[**功能主治**]治饮酒烦渴。

[**用法用量**]适量饮服。

[**制备方法**]上药切碎，用生姜3片，枣子1枚水煎。

加味败毒散

[**药物组成**]人参败毒散一帖　斑蝥1个　枇杷叶10片

[**功能主治**]专治酒过度，面黑肚饱。

[**用法用量**]临睡通口服。

[**制备方法**]上后二味同炒黄色，去斑蝥，将枇杷叶入败毒散，水一碗，煎至七分。

石膏汤

[**药物组成**]石膏15g　葛根(锉)　生姜(细切)各90g

[**功能主治**]治饮酒过多，大醉不醒。

[**用法用量**]去渣温服，不拘时候。

[**制备方法**]上药锉如麻豆大，每服15ml，以水2杯，煎至1杯。

百杯散

[**药物组成**]甘遂　橘皮(去白)　葛花(净)各30g

[**功能主治**]治停酒、胸膈痞闷，饮食不快，凡是一切酒病，并宜

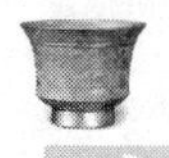

服之。

[**用法用量**]每服30g,用温服卧调服,至夜利下,酒病方愈,未知再服,忌食甘草药物一二日。

[**制备方法**]上为细末。

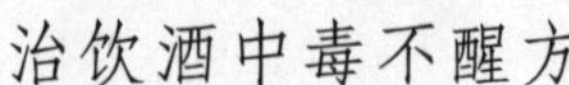

治饮酒中毒不醒方

[**药物组成**]大豆900g

[**功能主治**]治饮酒中毒,不醒,服后立吐,即愈。

[**用法用量**]去渣,每服1杯,不拘时候温服。

[**制备方法**]用大豆900g,加水900ml,煮取600ml。

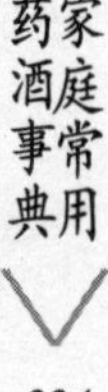

治饮酒中毒方

[**药物组成**]干桑葚60g

[**功能主治**]治饮酒中毒。

[**用法用量**]取酒渐饮之即解。

[**制备方法**]用干桑葚60g,以酒300ml,浸一时久。

治饮酒大醉,中毒方

[**药物组成**]生葛根　葛藤(干葛干蒲亦佳)

[**功能主治**]解酒。

[**用法用量**]适量饮之。

[**制备方法**]捣生葛根及葛藤,和绞汁。

柑皮煎散

[**药物组成**]柑子皮60g

[**功能主治**]治酒毒、昏闷烦渴、或醉不醒。

[**用法用量**]温服,未效再服。

[**制备方法**]洗净焙干,捣碎、每服9g,以水1杯,煎三五沸或入盐少许,沸汤点。

栝楼汤

[**药物组成**]栝楼根 90g　麦门冬(去心,焙)30g　葛根 60g　桑根白皮(细切)90g

[**功能主治**]治饮酒发渴,又欲饮酒。

[**用法用量**]去渣温服之,不拘时候。

[**制备方法**]上粗捣筛,每服 9g,以水 1 杯煎至七分。

葛花解酲汤

[**药物组成**]白豆蔻仁 15g　缩砂仁 15g　葛花 15g　木香 1.5g　白术 6g　橘皮(去白)4.5g　青皮(去瓤)9g　干生姜 6g　白茯苓 4.5g　泽泻 6g　猪苓(去皮)4.5g　神曲(炒)6g　人参 4.5g

[**功能主治**]治饮酒大过,呕吐痰逆,心神烦乱,胸膈痞塞,手足战摇,饮食减少,小便不利。

[**用法用量**]每次服药末 9g,以白汤调下,但得微汗,酒病去矣,此盖不得已而用,盖药味辛辣,对酒服之,不损元气,敌酒故耳,不可顿服,恐损天年。

[**制备方法**]上药为极细末拌匀。

陈皮汤

[**药物组成**]陈皮(去白,汤,浸炒)　葛根(锉)　甘草(炙)　石膏(打碎)各 30g

[**功能主治**]治饮酒过度,酒毒阁在肠胃,或呕吐、不食汤水。

[**用法用量**]去渣温服,不拘时服之。

[**制备方法**]上粗捣筛,每服 90g,以水 1 杯,煎至七分。

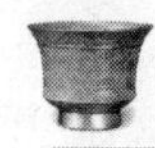

图书在版编目(CIP)数据

家庭常用药酒事典/陈熠著. -上海:上海文化出版社,2008.1 重印
(家庭中医师丛书)
ISBN 978-7-80740-002-1

Ⅰ.家… Ⅱ.陈… Ⅲ.药酒-验方 Ⅳ.R289.5

中国版本图书馆 CIP 数据核字(2006)第 054784 号

责任编辑　赵志勤
装帧设计　汤　靖

书　　名　家庭常用药酒事典
出版发行　上海文化出版社
地　　址　上海市绍兴路 74 号
电子信箱　cslcm@public1.sta.net.cn
网　　址　www.slcm.com
邮政编码　200020
印　　刷　上海文艺大一印刷有限公司
开　　本　890×1240　1/32
印　　张　7.875
文　　字　252 面
版　　次　2006 年 8 月第 1 版　2008 年 1 月第 2 次印刷
印　　数　5,011—7,220 册
国际书号　ISBN 978-7-80740-002-1/R·59
定　　价　22.00 元